食事療法はじめの一歩シリーズ

糖尿病食との違いがよくわかる！

糖尿病腎症の毎日ごはん

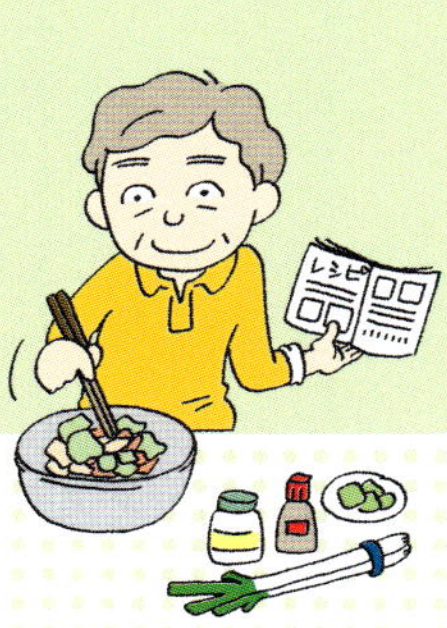

女子栄養大学出版部

この本は、こんな人におすすめです

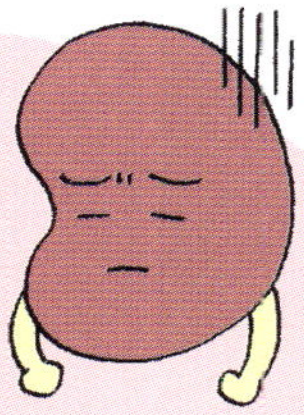

糖尿病が進み、腎臓の機能低下を指摘された…

糖尿病で血糖値が高い状態が続くと、合併症が起こります。糖尿病腎症はその代表的なもの。早期で軽症であれば、治療による改善が可能ですが、ある程度進行すると、治療しても機能がもどらなくなってしまいます。この本を読んで、今すぐ食事や生活習慣の改善にとり組み、腎症の進行を予防してください。

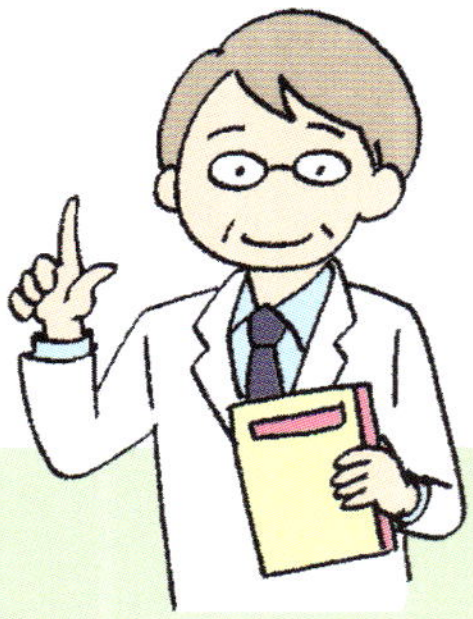

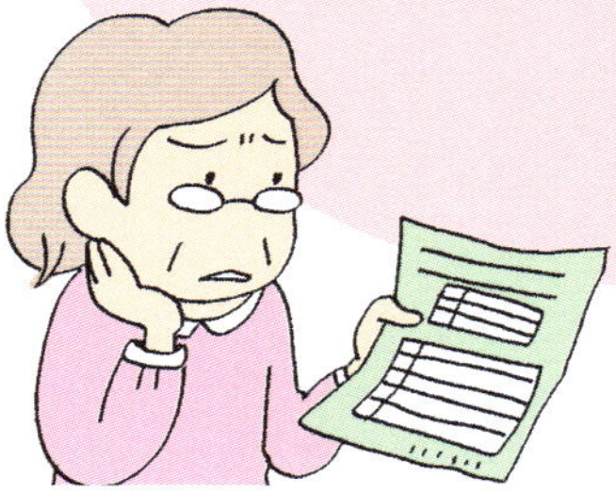

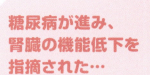

糖尿病の食事をしっかり続けていればだいじょうぶでしょ？

糖尿病腎症の食事療法を始めるにあたっては、糖尿病の食事とは少し考え方を変える必要があります。血糖コントロールがたいせつなことに変わりはありませんが、そこにたんぱく質制限が加わるためです。この本を参考に、低たんぱく食のポイントを学びましょう。

糖尿病腎症には腎臓に負担をかけない食事療法が不可欠です

糖尿病は、高血圧症に次いで多い慢性疾患で、日本では1000万人以上の患者さんがいると推定されています。ここ30年ほどの間に、血糖値をコントロールする薬物療法は非常に進歩し、いろいろな作用を示す新しい飲み薬や注射薬（インスリンの分泌を促すホルモン薬）が広く用いられるようになり、インスリン注射も便利になっています。糖尿病と診断されたときから、食事や運動などの生活習慣に注意し、適切な薬物療法を受けていれば、合併症はほぼ起こりません。

　薬物療法の進歩などにより、糖尿病の治療経過が長い患者さんの数も増えており、社会全体での高齢化の進行とともに、以前は少なかった80歳代、90歳代の患者さんの数も、急速に増えています。しかし、長い経過の中で、根気よく糖尿病治療を続けることは、か

たんぱく質を減らすようにいわれたが肉や魚が好きなのでつらい…

この本では、低たんぱく質食品などを活用して、できるだけ無理なく、満足感がある食事にする方法を紹介しています。初めてとり組むかたでも無理なく実践できるよう、食事療法について、なるべくシンプルにわかりやすく解説しています。

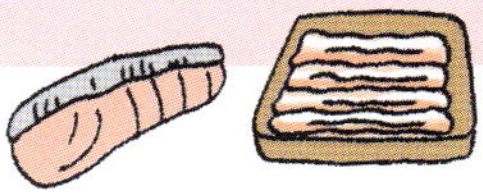

これまでの食事から、いったいなにをどう変えればいいの？

食事療法といっても、具体的にどうすればよいのかわからないかたも多いことでしょう。この本では、普通食と低たんぱく食を比較することで、糖尿病腎症の食事療法の基本を知ることができます。腎臓を守るために重要な減塩のコツも紹介しています。

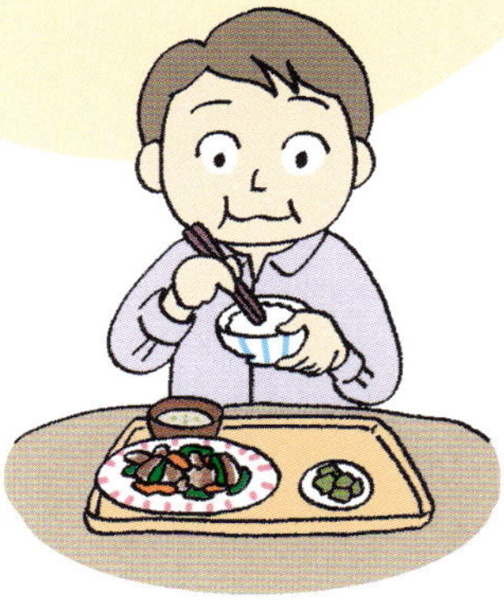

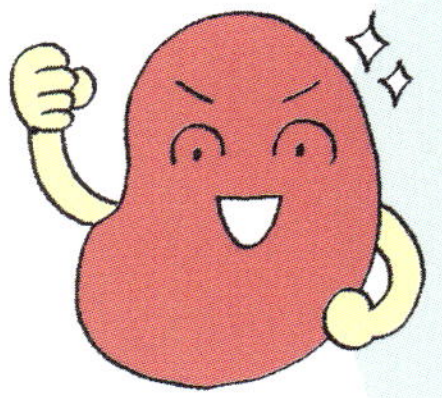

人工透析は避けたい。腎臓をこれ以上悪くしないために何ができる？

糖尿病腎症の進行度に合わせた適切な治療を行なうことがたいせつです。治療では、薬剤の使用だけでなく、食事療法も重要です。体の状態に最も適した食事療法を、しっかりと正確に行なえば、腎症の進行をおさえる効果が期待できます。

ならずしもたやすいことではありません。また、加齢によっても腎臓の機能は低下するため、糖尿病腎症（最近では「糖尿病性腎臓病」とも呼ばれます）を起こしている患者さんの数も増えています。

近年の医学の進歩はめざましいのですが、加齢による腎臓機能の低下や、糖尿病腎症を直接「治療」して、改善させる薬物は、今のところありません。したがって、糖尿病腎症の治療としては、血糖や血圧、脂質をコントロールする薬物療法に加えて、いろいろな生活習慣の改善がたいせつです。その中でもとりわけ、体に必要充分なエネルギーを摂取し、腎臓に負担をかけないように、適切な量のたんぱく質や塩分を摂取する「食事療法」が、非常にたいせつです。本書が、糖尿病腎症の食事療法にとり組まれるかたの参考になれば、非常にうれしく思います。

昭和大学藤が丘病院
糖尿病・代謝・内分泌内科 教授
長坂 昌一郎

contents

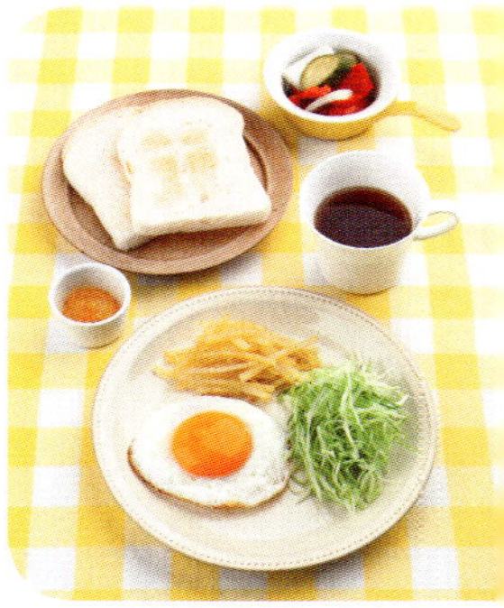

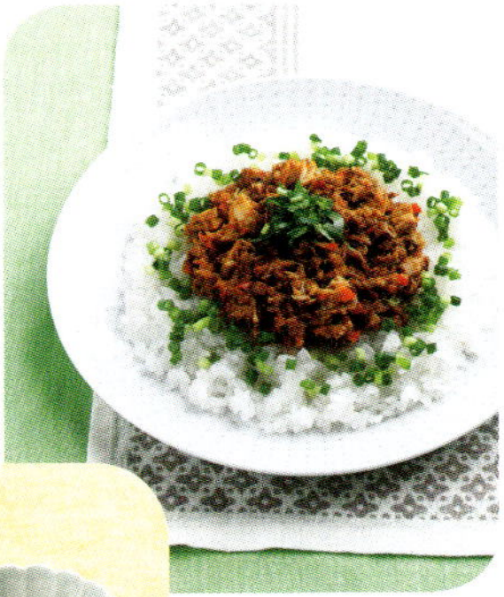

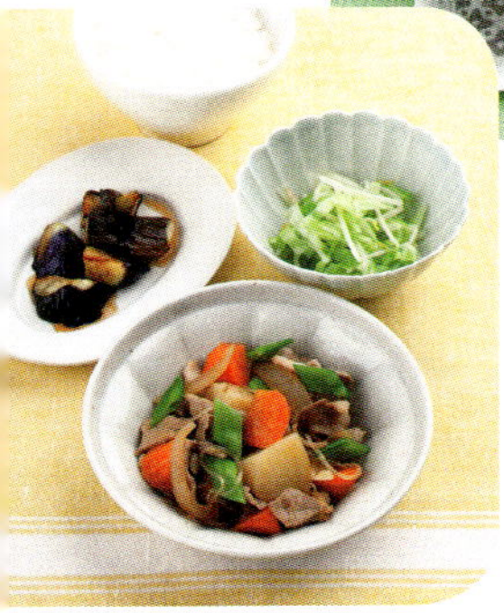

本書の使い方

レシピについて

料理ごとの1人分のエネルギー、たんぱく質、塩分を表示。

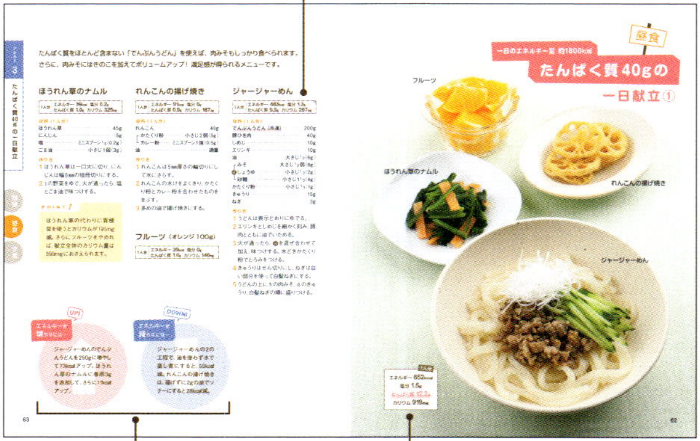

低たんぱく食品などの治療用特殊食品を使用している場合は、該当する材料に色をつけてあります。

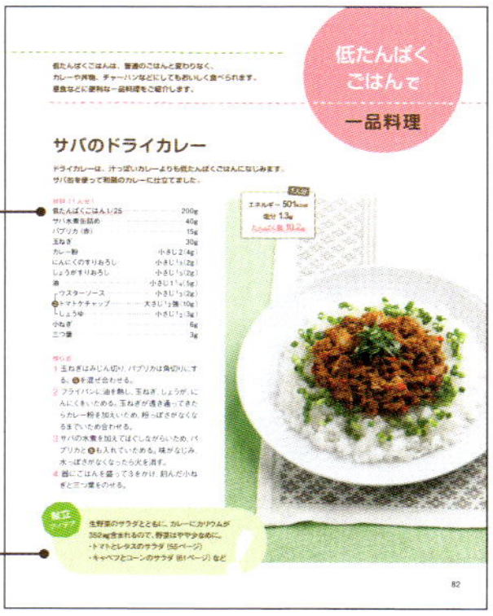

献立1食分のエネルギー、たんぱく質、塩分を表示。

エネルギーを増減する方法や、副菜の組み合わせ例などを紹介しています。

- 食品（肉、魚介、野菜、くだものなど）の重量は、特に表記がない場合は、すべて正味重量です。正味重量とは、皮、骨、殻、芯、種など、食べない部分を除いた、実際に口に入る重量のことです。
- 材料の計量は、標準計量カップ・スプーンを使用しました。1カップ＝200mℓ、大さじ1＝15mℓ、小さじ1＝5mℓ、ミニスプーン※1＝1mℓ が基準です。
- 調味料は特に表記のない場合は、塩＝精製塩（食塩 小さじ1＝6g ミニスプーン1＝1.2g）、砂糖＝上白糖、酢＝穀物酢、しょうゆ＝濃い口しょうゆ、みそ＝淡色辛みそを使っています。
- 電子レンジは、600W のものを使用しました。お使いの電子レンジのW数がこれより小さい場合は加熱時間を長めに、大きい場合は短めにしてください。
- 「カツオ昆布だし」は削りガツオと昆布で、「カツオだし」は削りガツオでとったものです。市販のだしのもとで代用してもかまいませんが、指定の量より控えめにするか、食塩無添加表示のものを使いましょう。
- フライパンはフッ素樹脂加工のものを使用しました。

そのほかの表記について

材料

材料は、「1人分」を基本に表示していますが、作りやすい分量として、「2人分」などで表示しているレシピもあります。この場合、でき上がりを人数分に等分した1人分の量を召し上がってください。

エネルギーとカロリー

エネルギーの量を表す単位がカロリー（cal）。1ℓの水を1℃上げるのに必要なエネルギー量が 1kcal です。本書では、基本的にカロリー表記ではなく、「エネルギー」「エネルギー量」と表記しています。

塩分とは

「塩分」とは、食塩相当量のこと。本書でも「塩分量」として表記されている重量は、食塩相当量（g）です。これは、食品に含まれるナトリウム量（mg）を合算した値に 2.54 を掛けて 1000 で割ったもの。たとえばナトリウム量 2200mg の食品の場合は、2200 × 2.54 ÷ 1000 ≒ 5.6g となります。

※ミニスプーン（1mℓ）は、少量の調味料などを計ることができるので便利。
価格／1本 150 円（税別）　販売先／女子栄養大学代理部　お問い合わせ TEL03-3949-9371

part 1

糖尿病腎症の基礎知識

糖尿病腎症を発症しても、軽度のうちは自覚症状はありません。
しかし、特に症状がないからといってほうっておくと、
いつのまにか進行して、人工透析が必要な状態になってしまうことも。
糖尿病腎症は、早い段階から適切な治療を行ない、
進行をおさえることがとても重要です。
自分の腎臓の状態や必要な対策を知ることから始めましょう。

病気について知ろう 1

糖尿病で腎臓が悪くなるのはなぜ？

糖尿病ってどんな状態？

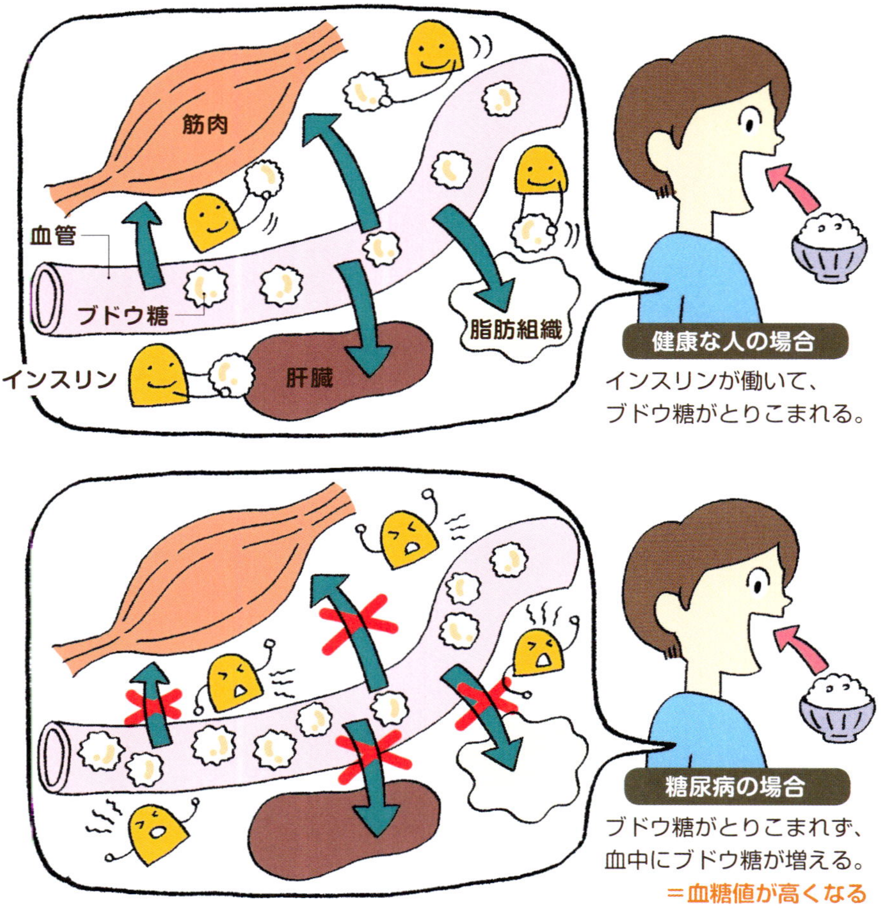
筋肉
血管
ブドウ糖
インスリン
肝臓
脂肪組織
健康な人の場合
インスリンが働いて、
ブドウ糖がとりこまれる。
糖尿病の場合
ブドウ糖がとりこまれず、
血中にブドウ糖が増える。
＝血糖値が高くなる

インスリン作用不足が糖尿病のはじまり

私たちは食物から栄養をとり、体を維持しています。特に食物の中でごはんやパンなどの主食に多く含まれている炭水化物は、とてもたいせつなエネルギー源です。炭水化物は体内で消化されブドウ糖になり、膵臓《すいぞう》のβ細胞から分泌されるインスリンによって筋肉にとりこまれて、エネルギーとして利用されます。また、余ったブドウ糖は肝臓や脂肪組織にもとりこまれて、グリコーゲンや脂肪として貯蔵されます。

しかし、インスリンの分泌や働きに障害があると、ブドウ糖が有効に利用されないため血中のブドウ糖濃度（血糖値）が徐々に高くなり、糖尿病が起こります。血糖値を下げることができるホルモンは、インスリンだけです。

糖尿病が進行すると血管障害が起こる！

血液中のブドウ糖によって血管が傷つき、ボロボロに。

動脈硬化が進行して血管がせまくなり、流れが悪くなる！

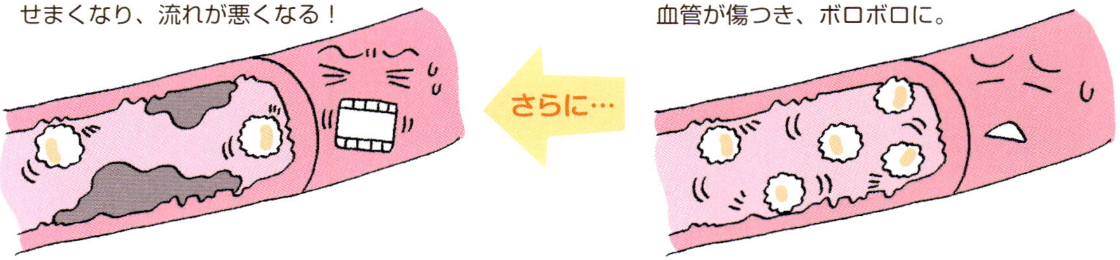

細い血管に障害が起こる病気

糖尿病網膜症
網膜の血管に障害が起こり、失明することもある。

糖尿病腎症
腎臓に障害が起こり、腎臓の働きが低下。

糖尿病神経障害
手足のしびれや痛みのほか、発汗や便通の異常、立ちくらみなど。

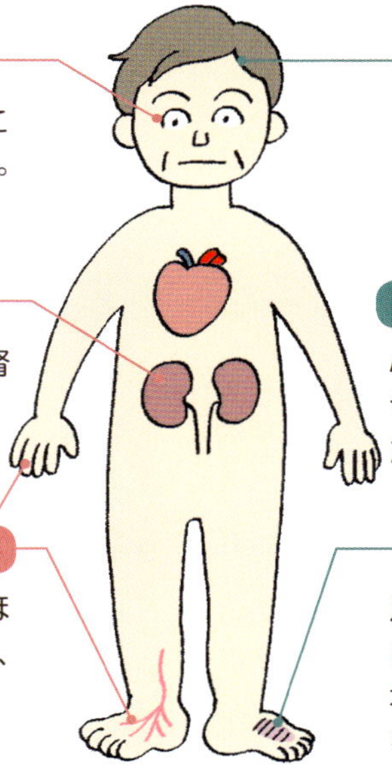

太い血管に障害が起こる病気

脳梗塞
脳に血液を送る血管がつまる。

狭心症・心筋梗塞
心臓に血液を送る血管がせまくなったり、つまったりする。

末梢動脈疾患
足の血管に動脈硬化が起こり、血流が悪くなる。壊疽（組織が腐ること）を起こす場合も。

糖尿病の合併症には高血糖と高血圧が大敵

血糖値が高い状態（高血糖）が続くと、合併症が起こります。その一つは高血糖そのものによって起こる急性合併症で、糖尿病昏睡《こんすい》や感染症などがあります。もう一つは慢性合併症で、血管障害が主です。血管障害は太い血管にも細い血管にも起こりますが、細い血管が集まっている眼・腎臓・神経に起こる細小血管障害が、糖尿病の三大合併症です（網膜症・腎症・神経障害）。

血糖コントロールが悪いほど、また糖尿病の経過が長い患者さんほど、血管障害は起こりやすく、高血圧があるとさらに進行します。血管障害は早期では無症状のことが多く、定期的に検査を受けることがたいせつです。早期で軽症の場合は治療により改善しやすいのですが、ある程度進行すると治療しても機能が元に戻らなくなり、日常生活に支障をきたすことがあります。合併症を起こさない、また起こしても進行させないことが、糖尿病治療の最大の目的といえます。

腎臓ってどんな臓器？ その働きは？

腎臓の位置と大まかな構造

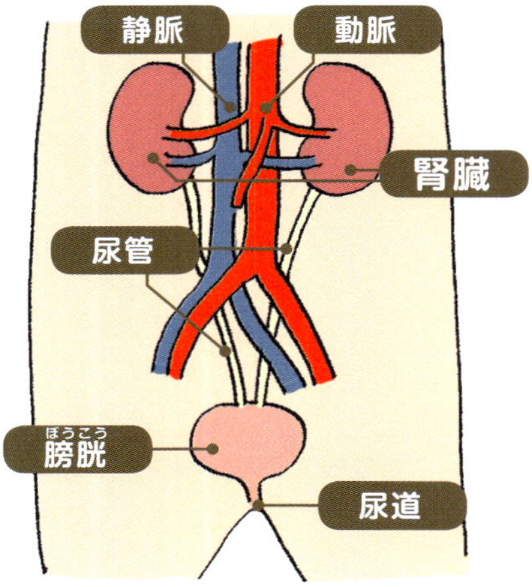

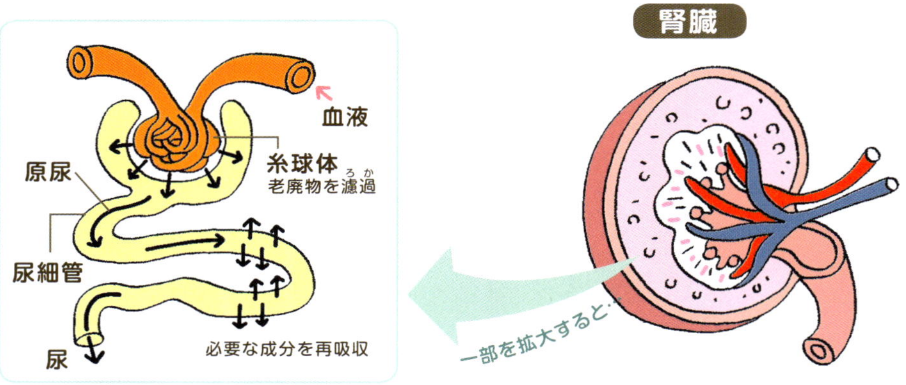

血液を濾過《ろか》して尿を排出する臓器

腎臓は、腹部の背中側、腰骨の上方に左右1個ずつあり、そら豆のような形で、握りこぶしくらいの大きさの臓器です。腎臓の基本的な働きは、血液を濾過《ろか》して、体内で不要な水分や老廃物を尿として排泄《はいせつ》することです。

　腎臓には大動脈から枝分かれした血管（腎動脈）を通じて血液が流れこみます。血液は、糸球体と呼ばれる場所に運ばれて濾過《ろか》され、尿のもと（原尿）になります。原尿は尿細管という管を通り、必要な成分は再吸収されて血液に戻され、残ったものが最終的に尿となります。糸球体と尿細管からなる構造をネフロンと呼び、1つの腎臓に約100万個のネフロンがあります。ネフロンの数は加齢とともに減少します。

腎臓のおもな働き

PART 1　糖尿病腎症の基礎知識

尿によって体内の老廃物を排泄する（体の環境を整える）

尿をつくり、体内の水分やミネラルの量を整える

血圧を調整する

ビタミンDを活性化し、骨の代謝に関わる

血液を作るホルモンを作る

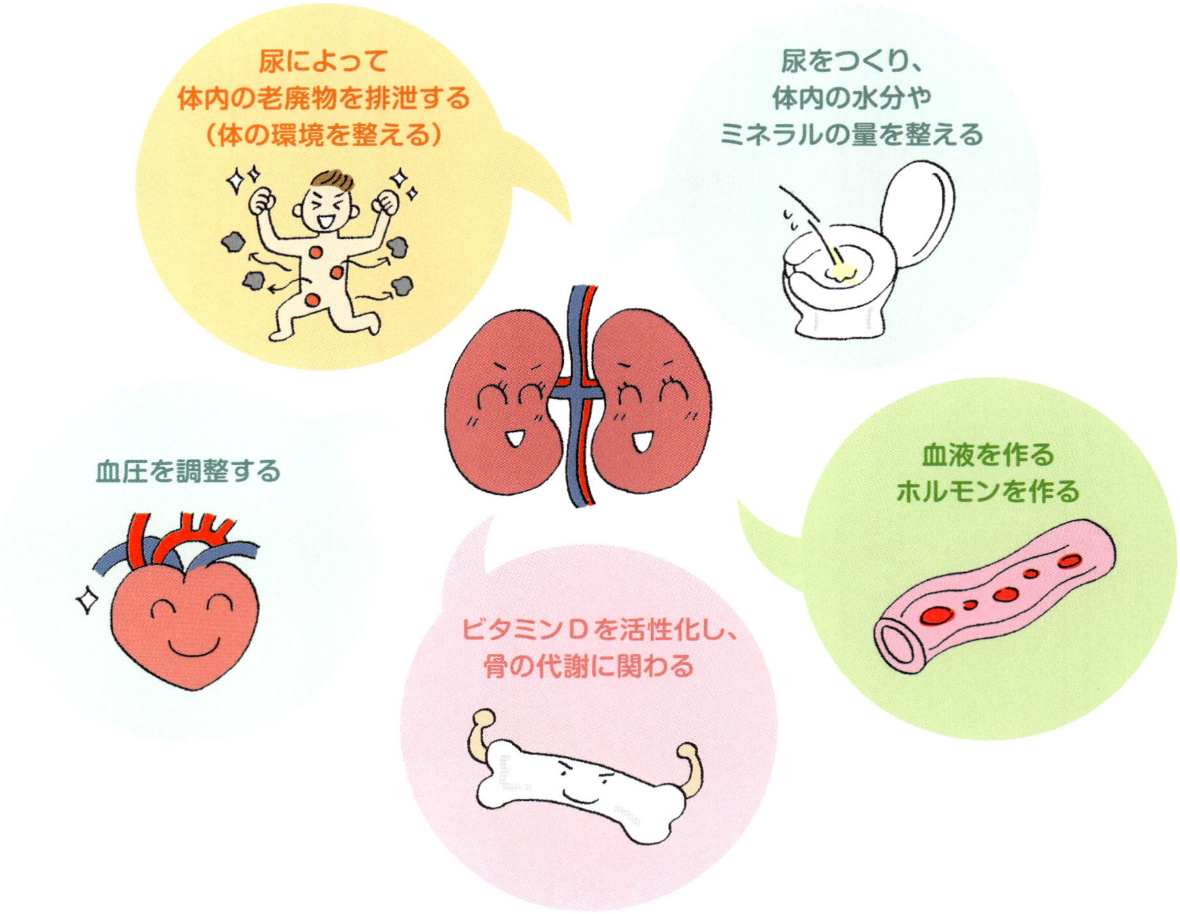

腎臓にはたくさんの重要な働きがある！

　人間は、尿によって体内の老廃物を排泄し、体の環境を整えています。血液中の老廃物を除去し、尿として体外へ排泄させることにより、血液をきれいに保っているのです。尿をつくることで、体内の水分量も調整しています。体内のナトリウム、カリウム、カルシウム、リンなど、さまざまなミネラルの量や濃度の調整も行なっています。

　また、腎臓は、レニンという血圧を上げるホルモンを作り、血圧を調整しています。レニンは尿のナトリウム量に応じて産生されます。血液をつくるエリスロポエチンというホルモンを産生するのも腎臓です。このため、腎臓の働きが低下すると貧血になります。

　さらに、腎臓は、骨の代謝にも関わっています。食品から摂取したビタミンDはそのままでは体内で作用することができません。腎臓で活性型ビタミンDとなり、骨の代謝を調整します。

　このように、腎臓は人間が生きるうえで重要な役割を担っているのです。

病気について知ろう 3

検査の数値はここをチェック！

腎臓の働きとクレアチニン

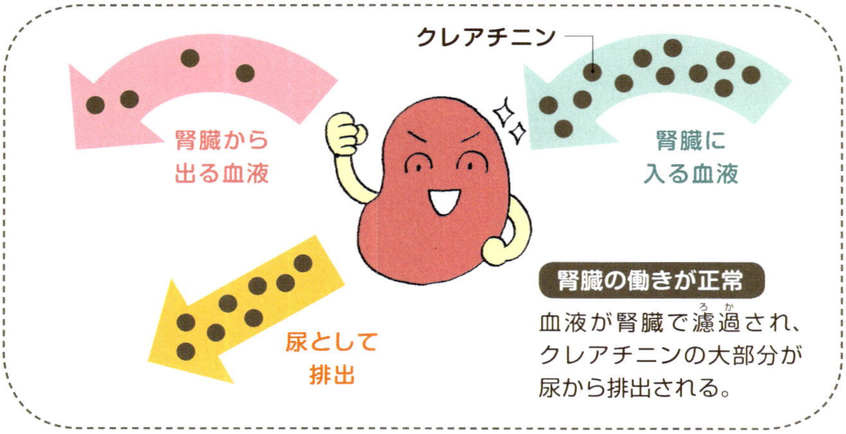
クレアチニン
腎臓に
入る血液
腎臓から
出る血液
尿として
排出
腎臓の働きが正常
血液が腎臓で濾過《ろか》され、
クレアチニンの大部分が
尿から排出される。

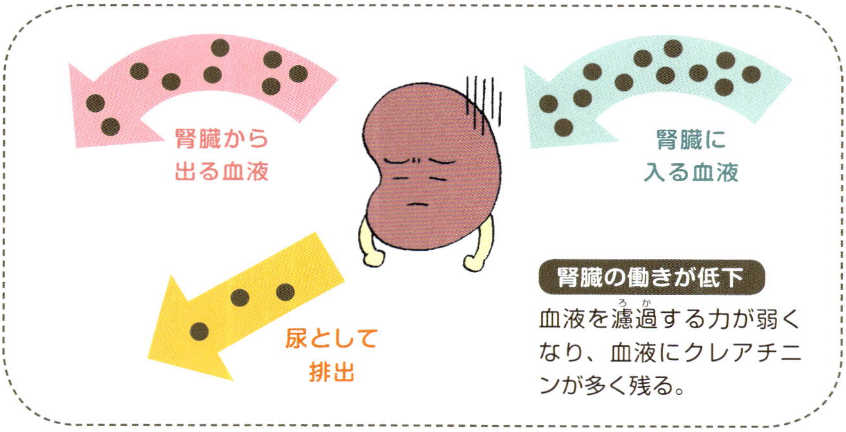
腎臓に
入る血液
腎臓から
出る血液
尿として
排出
腎臓の働きが低下
血液を濾過《ろか》する力が弱く
なり、血液にクレアチニ
ンが多く残る。

腎臓の働きを知る血液検査

腎臓の働きを調べる血液検査の項目に、血清クレアチニン値があります。クレアチニンは体の老廃物の一つで、本来は尿とともに排泄《はいせつ》されますが、腎臓の働きが悪くなると血液中に残るため、血清クレアチニン値が高くなります。

クレアチニンの量は、年齢、性別や筋肉の量などで異なるため、腎臓の働きを調べるには、クレアチニン値・年齢・性別から計算した推算糸球体濾過《ろか》量（eGFR）を使用するのが一般的です。eGFRは一定時間に腎臓が濾過《ろか》することができる血液の量であり、腎臓の働きを示します。腎臓の働きが低下すると、eGFRは低下します。クレアチニンのかわりに、シスタチンCからeGFRを求めることもあります。

進行具合によって調べる内容が違う！

糖尿病腎症の初期は…

尿たんぱく	尿アルブミン
認められない（－）	微量ながら増えてくる

尿アルブミンの量をくわしく調べる検査を行なう。

↓

糖尿病腎症が進むと…

尿たんぱく	尿アルブミン
はっきりと認められる（＋）、（2＋）など	明らかに増えている

尿たんぱくの量をくわしく調べる検査を行なう。

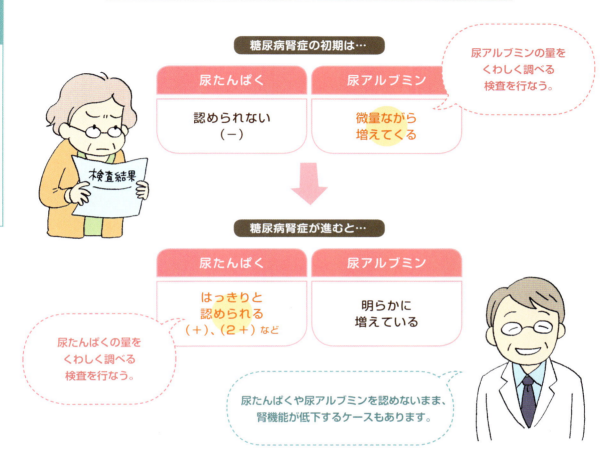

尿たんぱくや尿アルブミンを認めないまま、腎機能が低下するケースもあります。

腎臓のおとろえを知る尿検査

　血糖値が高い状態（高血糖）が続くと、腎臓に障害があらわれ、体にとってたいせつなたんぱく質（アルブミン）までもが、尿にもれ出していきます。その量が糖尿病腎症の程度と関連することから、尿アルブミンまたは尿たんぱくの量を測定することで、糖尿病腎症の進行の程度がわかります。

　糖尿病腎症の初期には、一般的な尿検査（定性検査）で尿たんぱくが認められない時期から、すでにアルブミンの排泄《はいせつ》が微量ながら増えてきます。そのため、腎臓に障害が出始めているかどうかは、尿アルブミンの量を測定して判断します。

　糖尿病腎症が進むと、定性検査でもはっきりと尿たんぱくが認められるようになります［（＋）、（2+）など］。この場合には、尿たんぱく／尿クレアチニン比から、尿たんぱくがどの程度多いかを調べます。通常の糖尿病腎症では、血清クレアチニン値は明らかな尿たんぱくが認められてから上昇してきます。

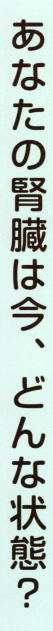

あなたの腎臓は今、どんな状態？

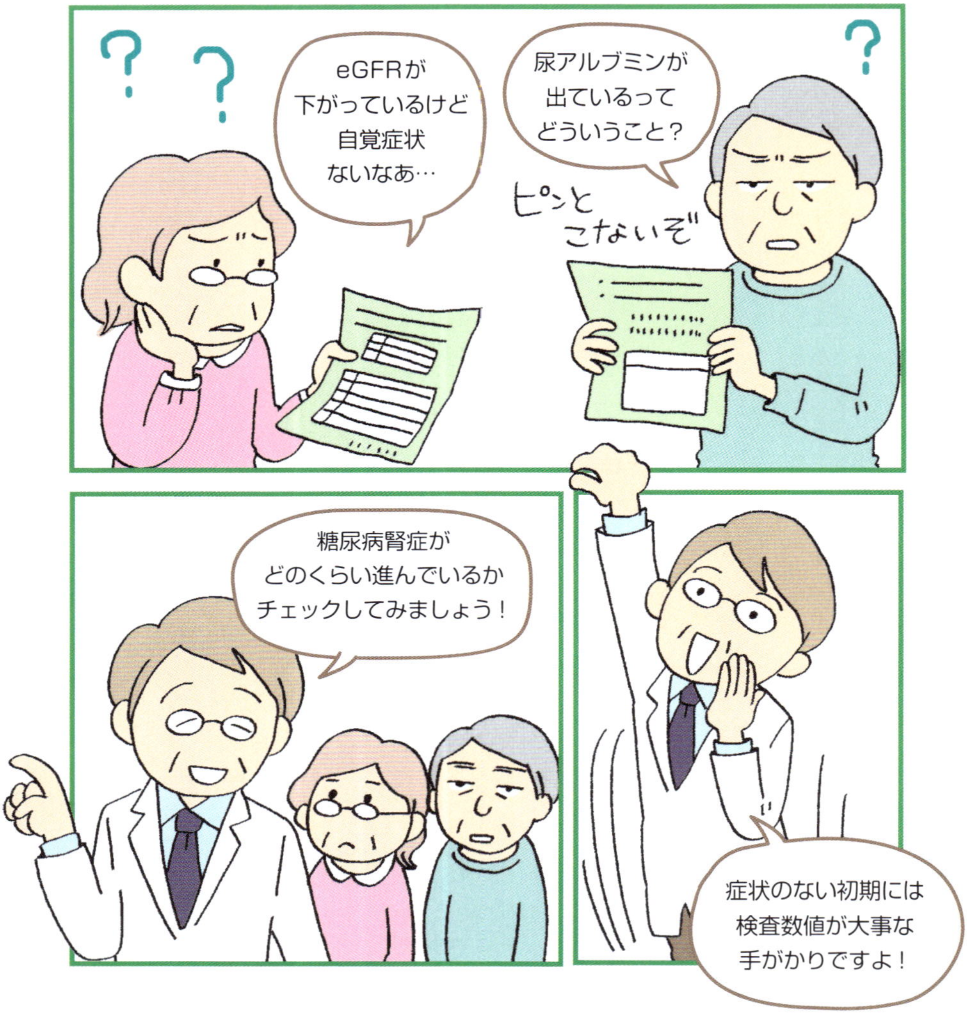
尿アルブミンが出ているってどういうこと？
ピンとこないぞ
eGFRが下がっているけど自覚症状ないなあ…
症状のない初期には検査数値が大事な手がかりですよ！
糖尿病腎症がどのくらい進んでいるかチェックしてみましょう！

初期は自覚症状なし。検査数値に注目を

糖尿病腎症では、高血糖により糸球体や尿細管が徐々に障害され、加齢によるネフロン数の減少が促進されます（10ページ）。糖尿病腎症の初期には自覚症状はありませんが、尿アルブミンが出始めます（13ページ）。さらに尿たんぱくが増加すると、足のむくみ（浮腫）が起こります。腎臓機能の低下が進むと、貧血による息切れ、食欲不振などが起こり、末期腎不全では心不全、意識の混濁などを起こすこともあります。

現在、我が国では、人工透析を導入する原因の第1位が糖尿病腎症です。尿たんぱくの増加とeGFR低下は平行して進行することが多いですが、尿アルブミンや尿たんぱくを認めないでeGFRが低下する人も増えています。

糖尿病腎症の病期分類とCKD重症度分類

<table>
<tr><td colspan="3">アルブミン尿区分</td><td>A1</td><td>A2</td><td>A3</td></tr>
<tr><td colspan="3">尿アルブミン定量</td><td>正常アルブミン尿</td><td>微量アルブミン尿</td><td>顕性アルブミン尿</td></tr>
<tr><td colspan="3">尿アルブミン／クレアチニン比
(mg/gCr)</td><td>30未満</td><td>30～299</td><td>300以上</td></tr>
<tr><td colspan="3">尿たんぱく／クレアチニン比
(g/gCr)</td><td></td><td></td><td>0.50以上</td></tr>
<tr><td rowspan="7">GFR区分
(mℓ/分/1.73㎡)</td><td>G1</td><td>≧90</td><td rowspan="4">第1期
(腎症前期)</td><td rowspan="4">第2期
(早期腎症期)</td><td rowspan="4">第3期
(顕性腎症期)</td></tr>
<tr><td>G2</td><td>60～89</td></tr>
<tr><td>G3a</td><td>45～59</td></tr>
<tr><td>G3b</td><td>30～44</td></tr>
<tr><td>G4</td><td>15～29</td><td colspan="3" rowspan="2">第4期（腎不全期）</td></tr>
<tr><td>G5</td><td><15</td></tr>
<tr><td colspan="2">透析療法中</td><td colspan="3">第5期（透析療法期）</td></tr>
</table>

『糖尿病治療ガイド2018-2019』より

糖尿病腎症と慢性腎臓病の関係

糖尿病腎症の診断は、推算糸球体濾《ろ》過《か》量（eGFR・12ページ）と、尿アルブミン・尿たんぱくの量（13ページ）の両者を評価して行ないます。

尿アルブミンの区分は、尿アルブミン値によって、A1（正常アルブミン尿）、A2（微量アルブミン尿）、A3（顕性アルブミン尿）に分類されます。上の表のピンク色の部分です。

一方、慢性腎臓病（CKD）の重症度は、eGFR値によって、軽いほうからG1、G2、G3a、G3b、G4、G5と分類されます。上の表の緑色の部分です。

糖尿病腎症の病期は、eGFRが30mℓ/分/1.73㎡以上の患者さんでは、正常アルブミン尿で第1期（腎症前期）、微量アルブミン尿で第2期（早期腎症期）、顕性アルブミン尿で第3期（顕性腎症期）とします。eGFRが30mℓ/分/1.73㎡未満だと、尿アルブミン・尿たんぱくの値に関係なく、第4期（腎不全期）と診断されます。透析導入されているかたは第5期（透析療法期）となります。

病気について知ろう5

進行度によって治療法も変わる！

糖尿病腎症の病期と治療のポイント

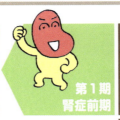

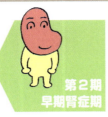

病期	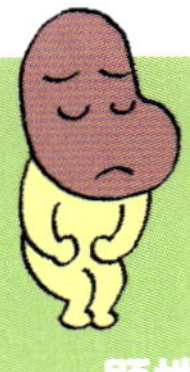 第3期 顕性腎症期	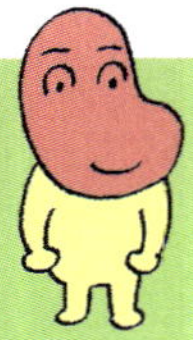 第2期 早期腎症期	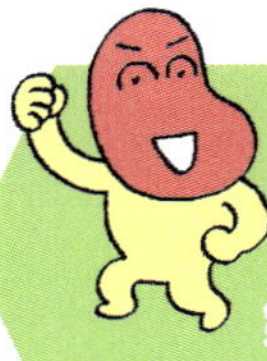 第1期 腎症前期
治療のポイント	血糖・血圧・脂質の総合的な管理		
	糖尿病腎症の進行予防 血圧コントロールがきわめてたいせつ	糖尿病腎症の改善を目指す	糖尿病腎症の改善を目指す
食事	適正なエネルギー摂取		
	たんぱく質制限 塩分制限	糖尿病食 高血圧があれば塩分制限	糖尿病食 高血圧があれば塩分制限
運動	原則として運動可（病態により程度を調節）	糖尿病の運動療法	糖尿病の運動療法
生活	普通生活	普通生活	普通生活

血糖コントロールと血圧・脂質の管理が基本

糖尿病腎症の治療は、血糖コントロールに加えて、血圧、脂質（コレステロール・中性脂肪）の総合的な管理が基本です。血糖コントロールでは、腎症の進展予防に有効とされる薬剤（SGLT2阻害薬やGLP-1受容体作動薬）の使用が検討されます。血圧コントロールは腎臓の負担を減らし、腎症の進行を予防します。脂質コントロールも、腎臓の保護に役立つとされます。

食事療法では、すべての進行度で塩分制限が重要です。塩分を控えることは血圧の低下につながり、体内の水分量が適正になることで、むくみ（浮腫）の改善につながります。また適正なエネルギー摂取は、血糖、脂質、体重管理のためにたいせつです。

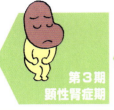

高齢期の糖尿病腎症の特徴と注意点

高齢者の糖尿病患者さんは、加齢に伴うさまざまな合併症（認知症、サルコペニア：筋肉量の減少、低栄養など）をあわせもっています。また、加齢によっても腎臓機能は低下し、加えて血糖値の高い・低いを感じる感覚が鈍くなることから、低血糖などの重症な合併症を起こしやすくなります。日本糖尿病学会と日本老年医学会は、高齢者糖尿病の特徴、健康状態、認知機能、日常生活動作、合併症に配慮した糖尿病治療の目標を設定しています。

血糖値の改善や腎症などの合併症の進行予防ばかりを重視して、活動量や生活の質を落とすことがないように、患者さんそれぞれの状況に合った治療の目標設定がたいせつです。

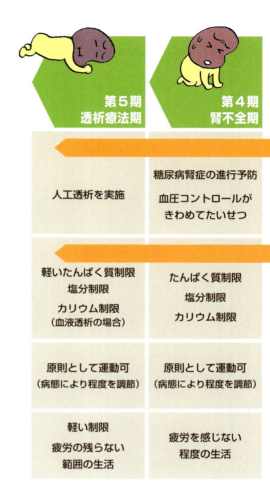

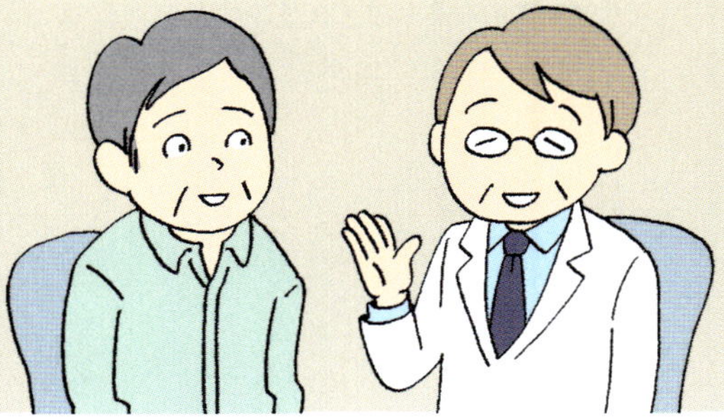

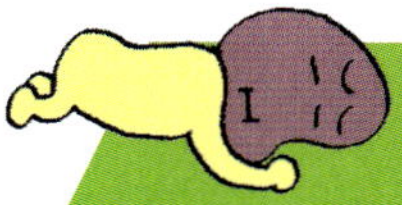

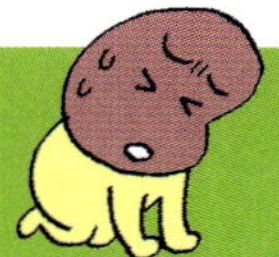

第5期 透析療法期	第4期 腎不全期
人工透析を実施	糖尿病腎症の進行予防 血圧コントロールがきわめてたいせつ
軽いたんぱく質制限 塩分制限 カリウム制限 （血液透析の場合）	たんぱく質制限 塩分制限 カリウム制限
原則として運動可 （病態により程度を調節）	原則として運動可 （病態により程度を調節）
軽い制限 疲労の残らない範囲の生活	疲労を感じない程度の生活

腎症が進むと、血圧のコントロールも重要に

腎症1～2期では、糖尿病腎症の改善を目指した治療を行ないます。厳格な血糖コントロールによって、糖尿病腎症の発症予防や改善が望めます。目標のHbA1c値は7.0％未満です。適切なエネルギー制限と体重管理を行ない、血糖コントロールの改善に努めます。

腎症3期以降は、糖尿病腎症の進行予防を目指した治療を行ないます。しかし、血糖コントロールのみでは腎症の進行予防はできません。血圧コントロールが、きわめてたいせつです。また腎臓機能が低下すると、血糖コントロールに使う薬物の副作用（低血糖）が起こりやすくなります。食事療法では、尿たんぱくが増えるのを防ぐため、塩分とたんぱく質をとりすぎないようにします。また、腎臓機能が低下すると、体内にカリウムというミネラルがたまりやすくなります。カリウム過剰（高カリウム血症）は心臓トラブルの原因となるので、カリウムのとりすぎにも気をつけます。

病気について知ろう6

生活習慣で気をつけるべきことは？

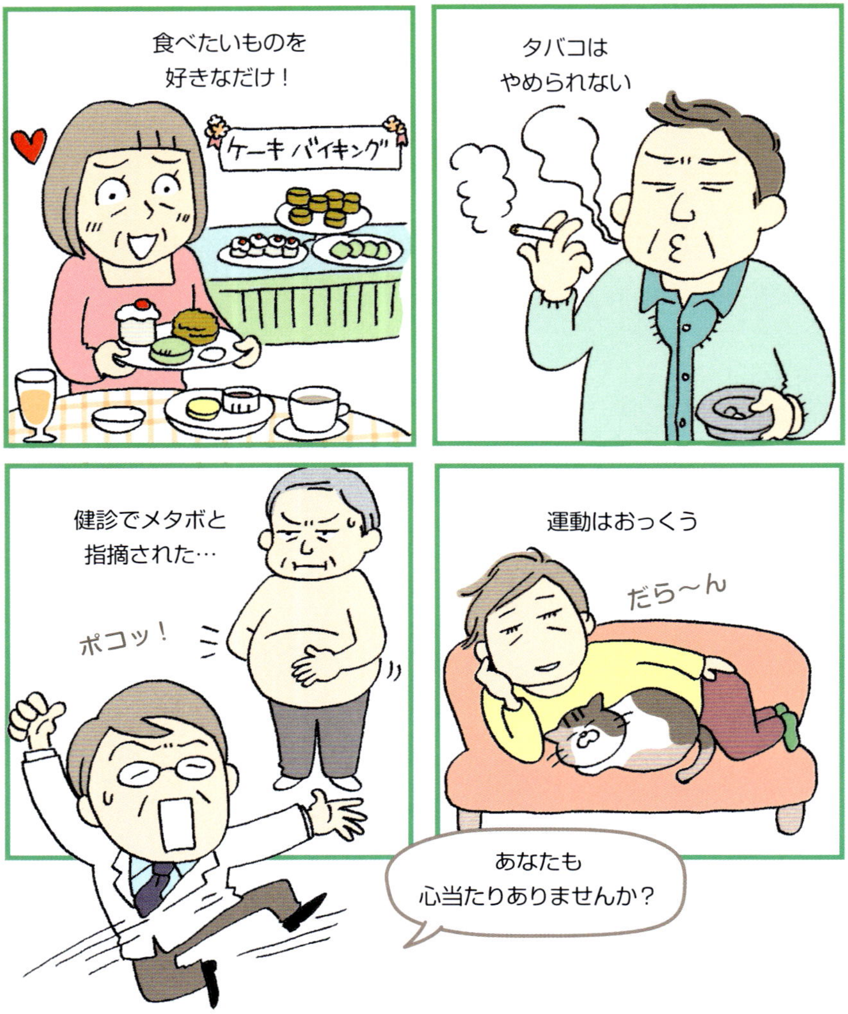
食べたいものを
好きなだけ！
ケーキバイキング
タバコは
やめられない
健診でメタボと
指摘された…
ポコッ！
運動はおっくう
だら～ん
あなたも
心当たりありませんか？

喫煙はNG！糖尿病腎症にも悪影響

喫煙は、脳梗塞、心筋梗塞といった太い血管の障害（9ページ）やがんのリスクを上げることが知られていますが、さらに血糖コントロールの悪化や糖尿病合併症、特に糖尿病腎症の進展も引き起こします。喫煙の悪影響は、受動喫煙でも起こるとされています。

禁煙することで、その悪影響を小さくすることができるので、喫煙しているかたはなるべく早く禁煙にとり組むことをおすすめします。また、最近普及している電子タバコですが、一般的なタバコと比べてより安全かどうかは不明であり、節煙や禁煙の手段としての有効性はとぼしいとされています。現段階では、電子タバコへの移行をすすめる医学的根拠はありません。

生活習慣のポイント

適切な食事療法

具体的な
食事療法は、
次ページ以降を
参照。

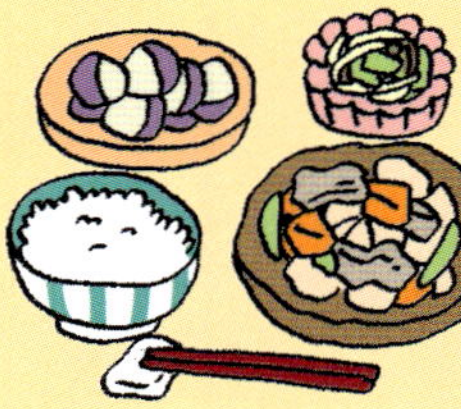

適度な運動

軽い散歩、自転車こぎ、ゆるやかな体操など。
週３回以上、
１回30分を目安に。

※主治医に相談のうえ
実施すること。

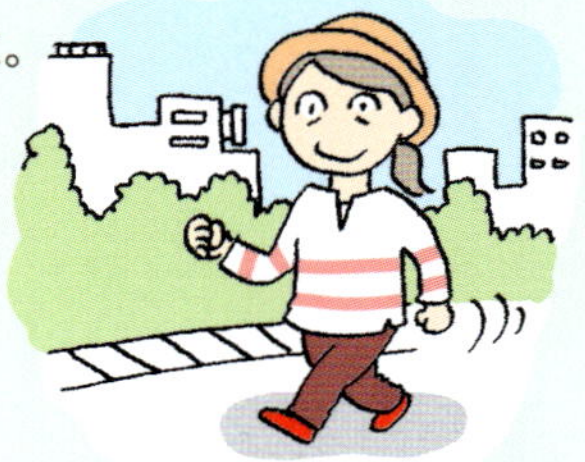

節酒

アルコール量で20gが目安。
（ビールで500㎖、
日本酒で１合）
週２日は休肝日を。

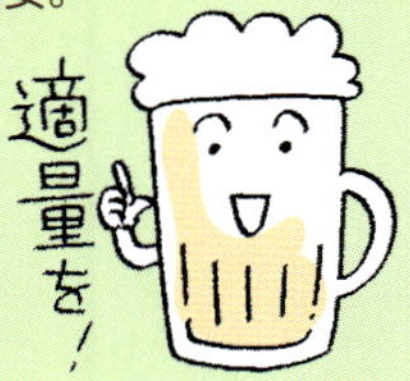

禁煙

喫煙者はなるべく
早く禁煙を！
受動喫煙でも
悪影響あり。

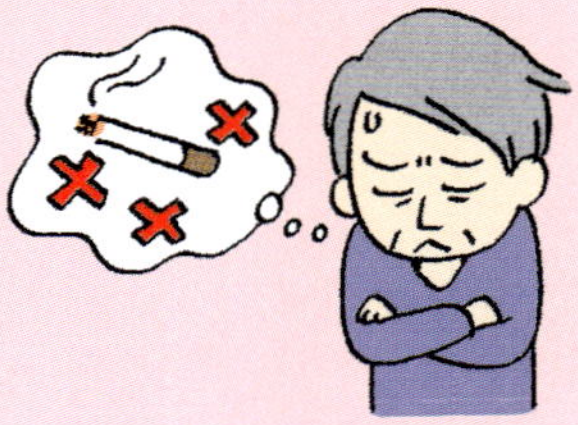

メタボは腎臓にも大敵。食事や運動で解消を

一般的に「メタボ」として知られているメタボリック症候群は、内臓脂肪の蓄積に伴って高血糖、脂質異常症、高血圧症などが合併した状態であり、糖尿病腎症の悪化因子として知られています。そのため、適切な食事療法や運動療法を実施して、内臓脂肪の減量を目指すことがたいせつです。

糖尿病腎症で通院中のかたは、運動を始める前に、必ず主治医に運動を実施してよいかどうか確認してください。最初は会話しながらできる程度の軽い散歩や、自転車こぎ、ゆるやかな体操などを週3回以上、1回30分くらいの目安で始めるのがよいでしょう。

飲酒に関しては、禁酒をする必要はありませんが、大量飲酒により脳出血や低血糖の危険性が増える可能性があります。アルコール量で20g（ビールなら500㎖、日本酒なら1合）が、節度ある適切な飲酒量とされています。また、連日飲酒はせずに、週2日ほどお酒を飲まない休肝日を設けましょう。

糖尿病食とどう違うの?

食事療法をしないとどうなる?

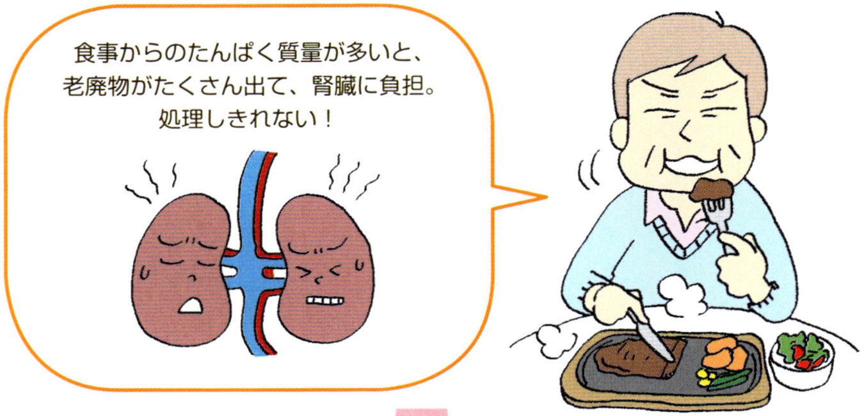
食事からのたんぱく質量が多いと、
老廃物がたくさん出て、腎臓に負担。
処理しきれない!

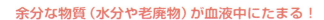

余分な物質(水分や老廃物)が血液中にたまる!

腎症が悪化!!

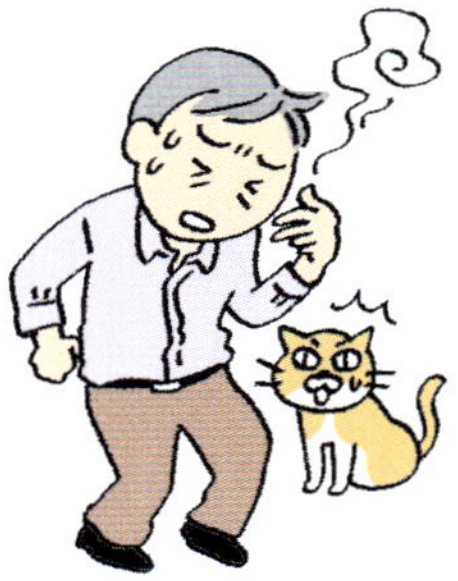
腎機能低下による貧血や食欲不振

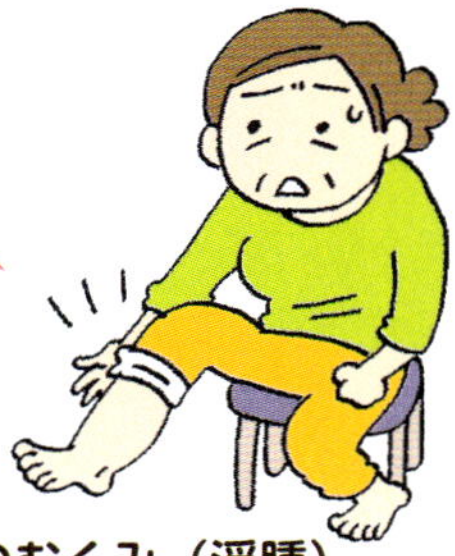
足のむくみ(浮腫)

なぜ食事療法が必要なの?

糖尿病が原因で腎臓の働きが低下すると、血液中に余分な老廃物がたまる、貧血になる、骨が弱くなるといった症状が現れてきます。食事療法は、これらの症状を緩和し、腎臓病の進行を遅らせることを目的に行ないます。

腎臓の働きが低下すると、体内の老廃物(たんぱく質の燃えカスである尿素窒素や酸性物質)、カリウム、リン、ナトリウムなどが蓄積します。これらがたまると、尿毒症やアシドーシス(酸血症)、血管の石灰化、高血圧やむくみ(浮腫)などが生じます。したがって、食事のたんぱく質、カリウム、リン、ナトリウム(塩分)を控える必要があります。カリウムとリンはたんぱく質の多い食品に多いので、たんぱく質を控

糖尿病の食事と腎臓病の食事、ここが違う！

	糖尿病では…	腎臓病では…
エネルギー量	個々に合った適正な量	個々に合った適正な量
栄養のバランス	バランスよく	たんぱく質を控える
主食や油脂	少なめに	やや多めに
野菜や海藻	たっぷり食べる	一定量におさえる

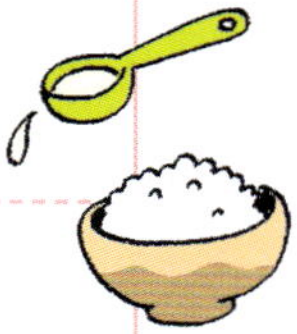

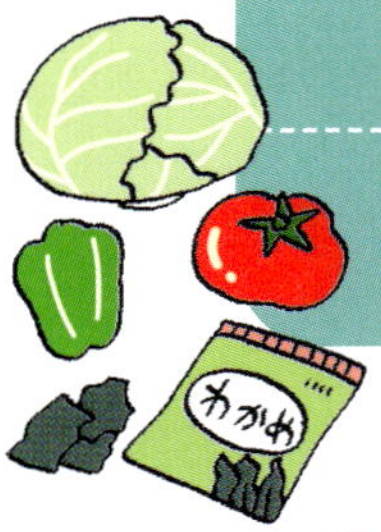

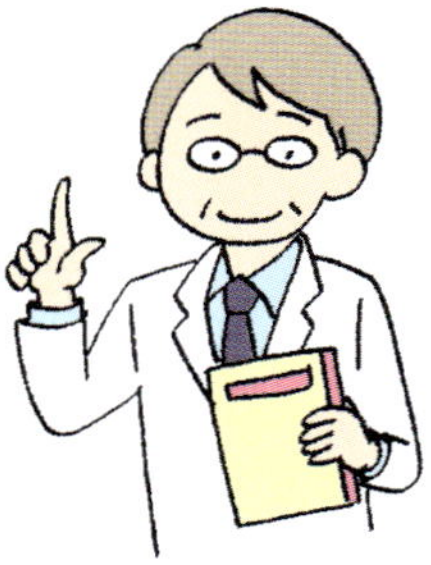

たんぱく質を控えることで
全体のエネルギー量が減るため、
主食や油脂をやや多めにとるのが
糖尿病の食事療法と大きく違うところです。

えれば自動的に減ります。すなわち、たんぱく質と食塩をおさえることがポイントとなります。

　しかし、たんぱく質を控えるとエネルギーも減り、そのままではやせてしまいます。エネルギーは確保しつつ、たんぱく質をおさえることも重要です。

糖尿病食との違いは たんぱく質

　糖尿病の食事療法は、患者さん個々に合った量（適正なエネルギー量）を栄養のバランスよく食べることです。一方、腎症では、適正なエネルギー量は同じですが、たんぱく質を控える必要があります。たんぱく質を減らした分、炭水化物と脂質をやや多めにします。

　糖尿病では、主食や油脂類は少なめにし、肉や魚などの主菜は普通の量、エネルギーの少ない野菜や海草などはたっぷり食べるというイメージですが、腎症では主食や油脂類をやや多めにし、肉や魚などの主菜は減らし、野菜や海草などもたんぱく質がゼロではないので一定量におさえるようにします。

食事療法ってどの程度効果があるの？

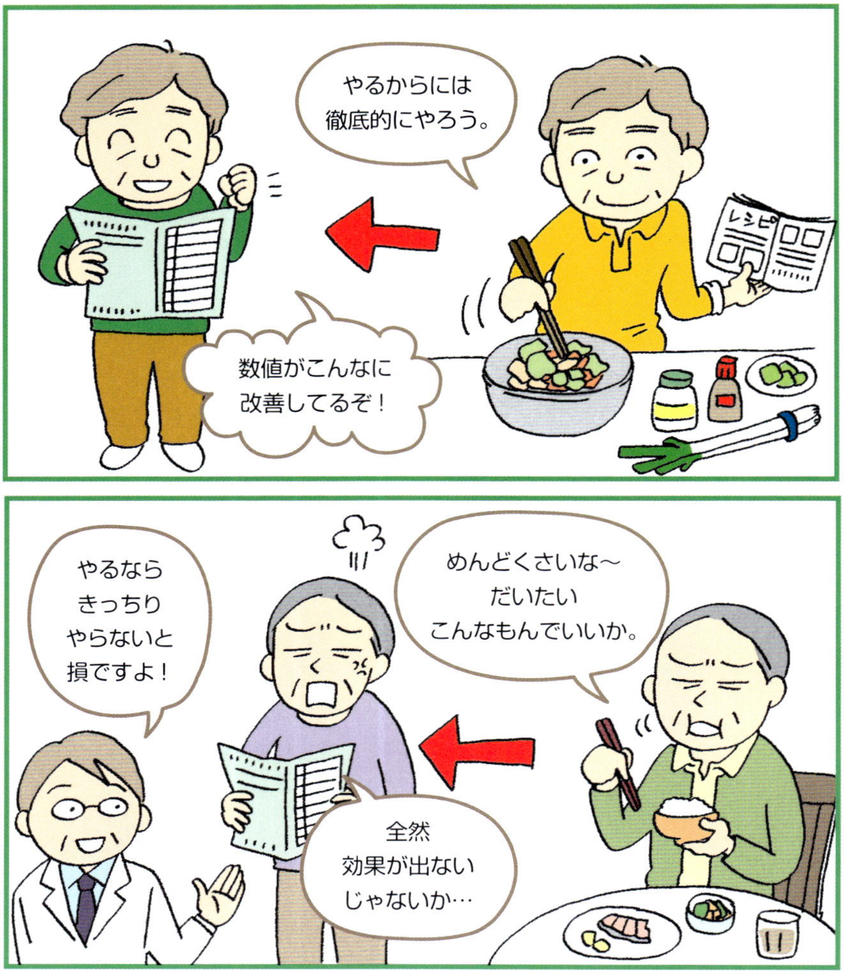
やるからには
徹底的にやろう。
数値がこんなに
改善してるぞ！
めんどくさいな〜
だいたい
こんなもんでいいか。
全然
効果が出ない
じゃないか…
やるなら
きっちり
やらないと
損ですよ！

中途半端はもったいない。やるなら徹底的に

腎症の食事療法をしっかり行なうと、①腎症の進行が抑制される（ｅＧＦＲの低下や血清クレアチニンの上昇が横ばいまたはゆっくりとなる）、②尿素窒素のたまり方が少なくなる（ＢＵＮが低下する）、③カリウムやリンがあまりたまらなくなる（カリウムやリンが低下する）、④代謝性アシドーシスが改善する（pHや重炭酸イオンが正常範囲内となる）、⑤むくみ（浮腫）や高血圧が改善する、といった効果が期待できます。

これらの効果は、食事療法をしっかりと正確に行なった場合に得られる効果であり、中途半端な実行では得られません。「骨折り損のくたびれもうけ」状態とならないよう、やるならしっかりと正確にとり組みましょう。

食事を変えれば腎臓の状態が改善する！

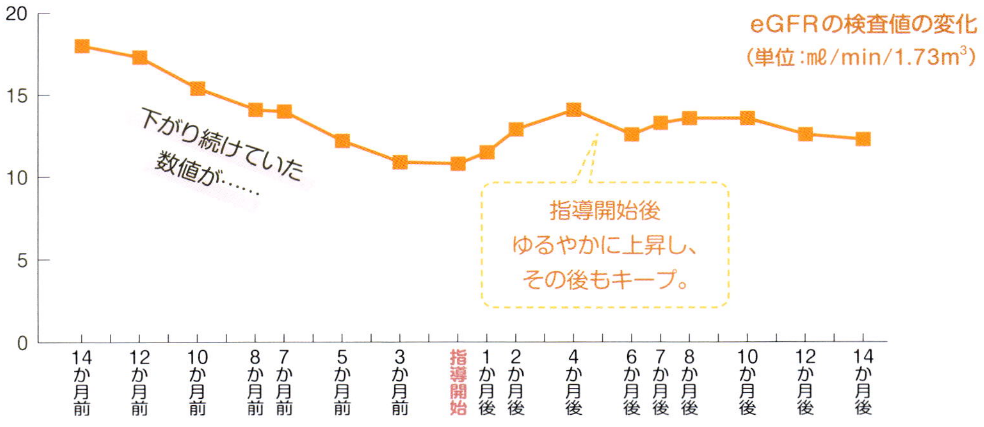

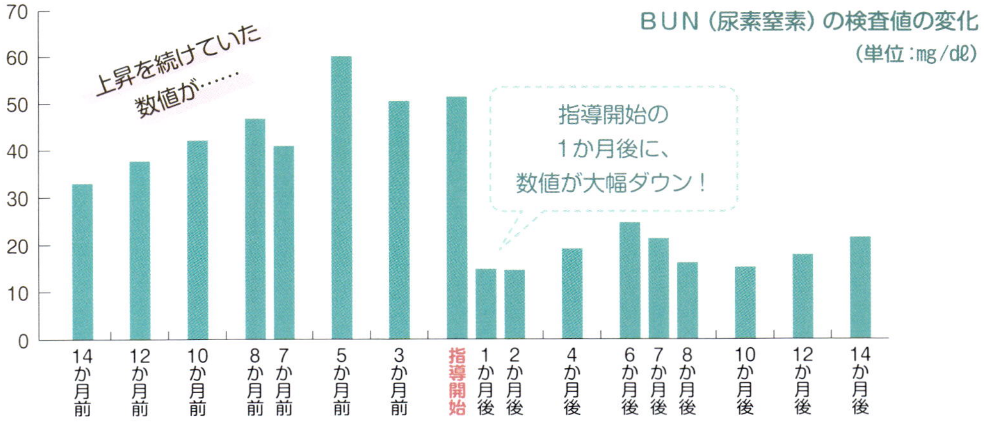

食事療法で明らかに数値が改善した例も

ある患者さんの例を見てみましょう。1型糖尿病による糖尿病腎症の40歳代男性です。栄養指導を開始したときの腎機能は、eGFR10・8㎖/分/1.73㎡（健常人は100前後）であり腎機能がおおむね10％の状態で、BUNも51・5mg/dℓと高値でした。

これに対し、エネルギー2000㎉、たんぱく質35g、食塩6gの食事療法を開始しました。患者さんは一所懸命にとり組み、正確な食事療法を実行しました。その結果、今まで下降していたeGFRはいったん改善し、その後もほぼ横ばい。BUNは指導開始1か月後には51・5mg/dℓから15・0mg/dℓと正常範囲内に低下しました。カリウムやリンも正常範囲内を維持することができ、血圧も安定。血糖値も非常によいコントロール状態となりました。

すべての例で劇的な効果がみられるわけではありませんが、しっかりと正確にとり組むことで、程度の差はあるものの食事療法の効果が得られます。

食事について知ろう 3

いちばんのポイントはたんぱく質制限

たんぱく質を減らせばカリウム・リンも減る！

腎症の食事療法には、たんぱく質、食塩、カリウム、リンの制限とともに、適正なエネルギー摂取が必要です。これを、たんぱく質の多い食品、食塩の多い食品、カリウムの多い食品、リンの多い食品と、バラバラに考えて、それぞれ制限しようとすると、とてもたいへんですし、事実上不可能です。幸いにも、食品中のたんぱく質と、カリウム、リンは相関しているので、たんぱく質を制限すればカリウムとリンは減少します。また、食塩もある程度は減少します。したがって、最大のポイントはたんぱく質を制限することです。

　たんぱく質は、魚介類、肉類、卵、大豆製品、乳製品など、副食（おかず）の中心となるものに多く含まれます。

たんぱく質とカリウム・リンの関係

各食品群100gに含まれるカリウムの量の平均

たんぱく質を多く含む魚介類や肉類には、カリウムが多めです。たんぱく質が少なくてもカリウムが多い芋類などは、食べる量に注意しましょう。

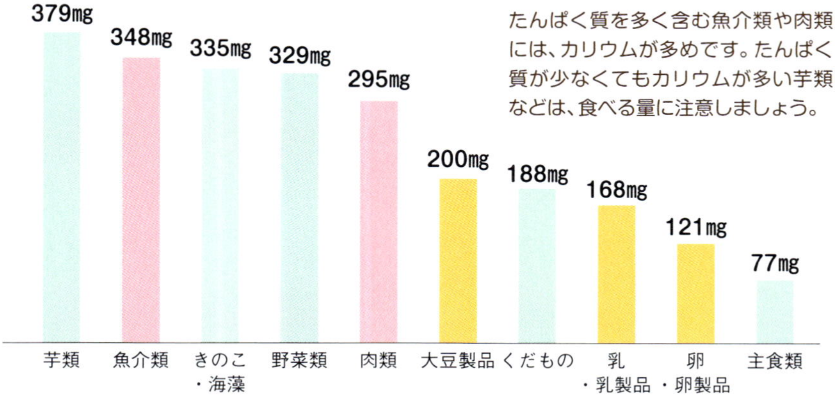

各食品群100gに含まれるリンの量の平均

魚介類や肉類をはじめ、卵や大豆製品、乳製品など、たんぱく質が多い食品群にリンが多く含まれています。

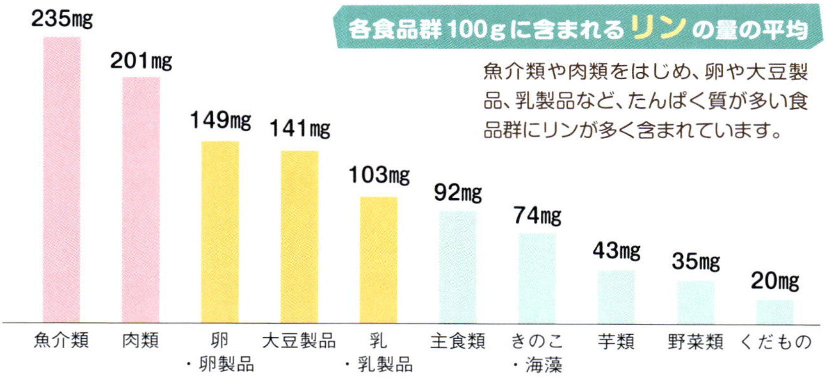

※無理なく100gが摂取できる食品などを対象に平均を算出。（データ作成：菅野丈夫）

主食を低たんぱく食品にするとおかずが充実！

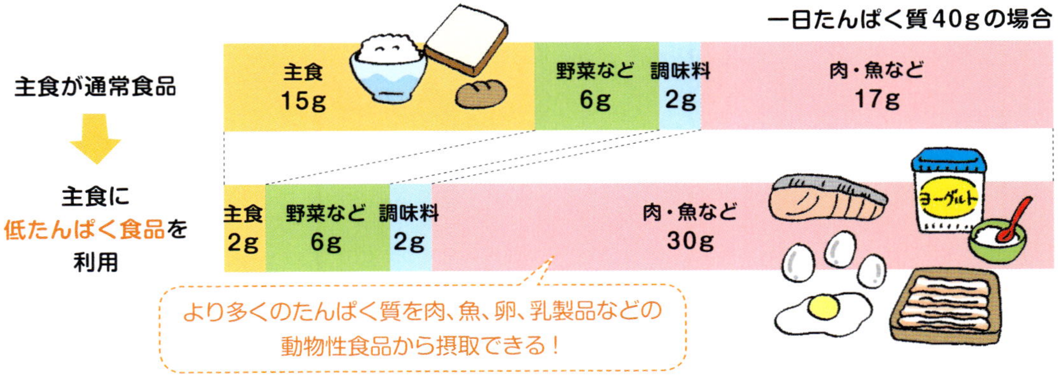
一日たんぱく質40gの場合
主食が通常食品
主食 15g
野菜など 6g
調味料 2g
肉・魚など 17g
主食に低たんぱく食品を利用
主食 2g
野菜など 6g
調味料 2g
肉・魚など 30g
ヨーグルト
より多くのたんぱく質を肉、魚、卵、乳製品などの動物性食品から摂取できる！

食品100gあたりのカリウム含有量の例

くだもの

301mg以上	151～300mg	150mg以下
メロン 350mg	いちご 170mg	ブルーベリー 70mg
バナナ 360mg	柿 170mg	すいか 120mg
アボカド 720mg	もも 180mg	りんご 120mg
	さくらんぼ 210mg	ぶどう 130mg
	キウイフルーツ 290mg	みかん 150mg

野菜

401mg以上	201～400mg	200mg以下
セロリ 410mg	トマト 210mg	もやし 69mg
かぼちゃ 450mg	なす 220mg	玉ねぎ 150mg
小松菜 500mg	大根 230mg	ピーマン 190mg
にら 510mg	にんじん 270mg	きゅうり 200mg
ほうれん草 690mg	ブロッコリー 360mg	キャベツ 200mg

その次に多いのが主食類です。現在、腎臓病の食事療法を行なう患者さんののために、たんぱく質の少ないごはん、パン、めん類などの低たんぱく食品が販売されています。主食に低たんぱく食品を利用すると主食のたんぱく質がおさえられるため、その分を魚介類や肉類にまわすことが可能。食事療法がとても実行しやすくなります。

くだものや野菜は、種類によって量を調節

カリウムの多い食品としては、くだものや野菜などがあります。しかし、同じくだものや野菜でも、種類によってカリウムの量には大きな差があります。カリウム制限では、生のくだものを禁止する、野菜はすべてゆでこぼしするといったことがよく行なわれますが、前述のようなカリウム量の差を考えると少々ナンセンスな感じがします。たいせつなことは、どんなくだものや野菜にカリウムが多いのかをよく知って、カリウムの多いものは量を少なめにするなどのくふうをすることです。

何をどれだけ食べたらいいの？

主食

1食ごとに、ごはん、パン、めん類をいずれか1品。
たんぱく質量を一日30～40gに制限する場合は、低たんぱく食品を利用しましょう。
主食の量を減らさずに、たんぱく質だけを大幅にカットでき、エネルギーの確保も可能です。

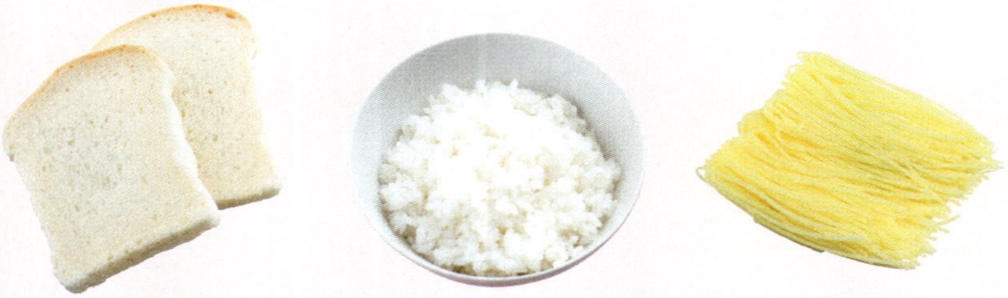

野菜・海藻・きのこ類

一日に200～300gくらい食べます。
1食あたりの目安は70g程度。
(写真の野菜は全部で約300g)

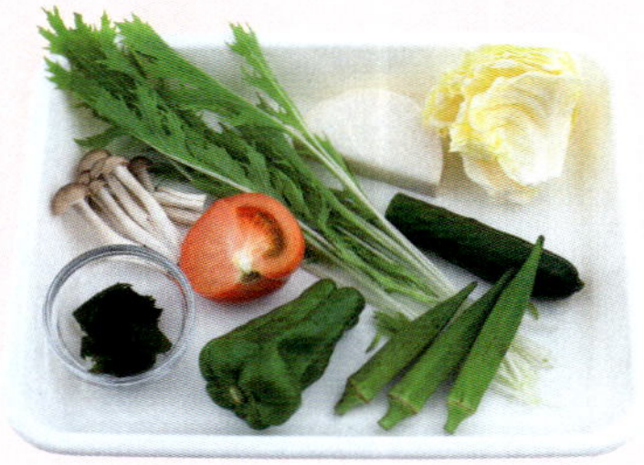

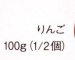

くだもの・芋類

一日にそれぞれ1品(100g)ずつ。
食べても食べなくてもかまいません。

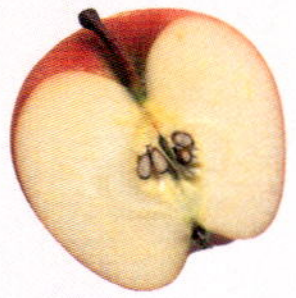

りんご
100g(1/2個)

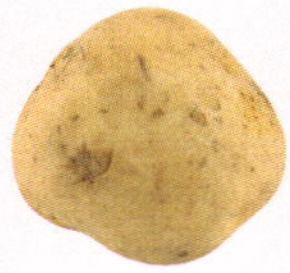

じゃが芋
100g(中1個)

食品を４つに分類し、指示量をもとに調整

糖尿病腎症の食事療法では、治療効果を上げるために正確性が非常に重要です。しかし、最初から食品の計量と栄養計算を完璧にやろうとすると、あまりにもたいへんです。まずは、大まかな食品の量を把握し、献立の立て方を理解することから始めましょう。

目安としてわかりやすいのは、食品を①主食、②たんぱく質源となる食品、③野菜・海藻・きのこ類、④くだもの・芋類の４つに分類し、それぞれの量を決める方法です。

メニューを考えるさいは、主食を低たんぱく食品に変え、そのほかの食品は指示量をもとに調整します。今までの食事内容、食の好みをあまり変えないことが、食事療法を続けるコツです。

たんぱく質源となる食品
（たんぱく質6g分の目安量）

ここに示した分量は、肉、魚、卵、大豆製品、乳製品などのたんぱく質6g分の目安量。たんぱく質の制限量に合わせて、好きなものを一日に4～5品選んで食べます。

一日のたんぱく質量 40～50g → 一日に**5**品

一日のたんぱく質量 30g → 一日に**4**品

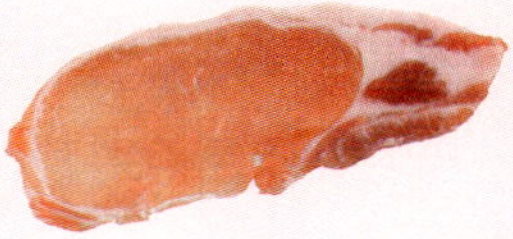

肉類 約30g※
（例：豚薄切り肉1枚）

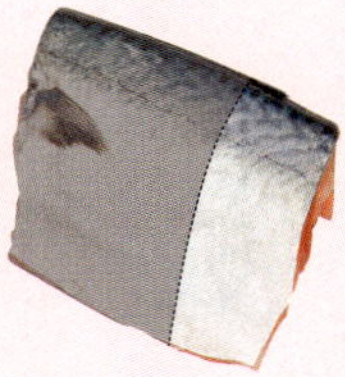

魚類 約30g※
（例：サバ切り身1/3切れ）

※肉や魚は種類によってたんぱく質の量が違います。脂ののった魚やバラ肉など、脂質の多いものはたんぱく質が少なめ。赤身の魚や肉、ささ身などはたんぱく質が多めです。

卵 50g
（Sサイズ1個）

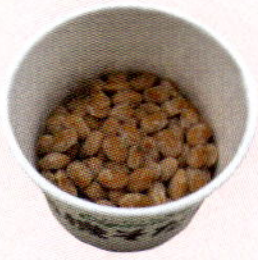

納豆 30g
（小1パック）

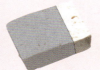

もめん豆腐 80g
（1/4丁）

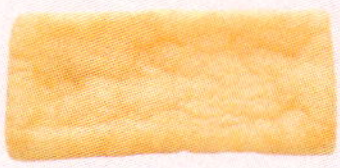

油揚げ
30g（小1枚）

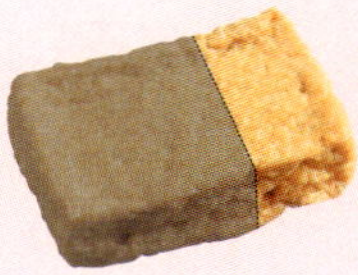

厚揚げ 60g
（中サイズ1/3枚）

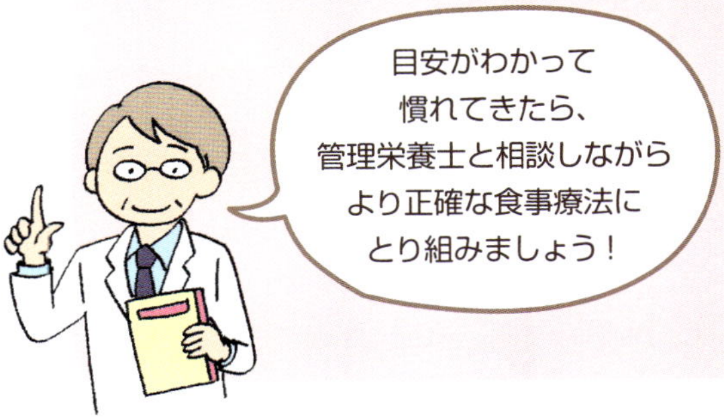
目安がわかって
慣れてきたら、
管理栄養士と相談しながら
より正確な食事療法に
とり組みましょう！

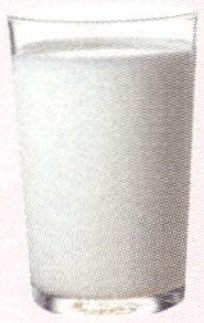

牛乳
200ml

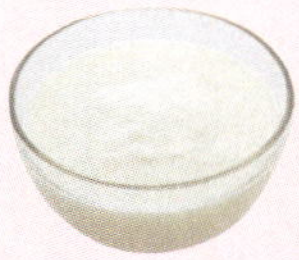

ヨーグルト
200g

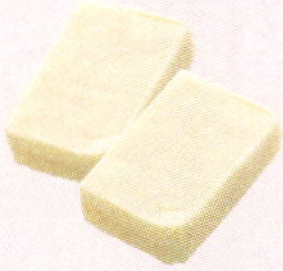

チーズ
30g（小2個）

減塩は食べる量の調節から！

減塩のコツは、①段階的に行なう ②食べる量で調節する ③うす味に慣れる などです。急にうす味にするとおいしくないと感じて挫折してしまいがちなので、まずは食べる量で調節しましょう。味つけを変えなくとも食塩摂取量はかなり減らせます。

味つけには、だしをきかせる、香辛料をじょうずに使うなどいろいろなコツがあります。本書のレシピでもくふうされているので、参考にしてください。

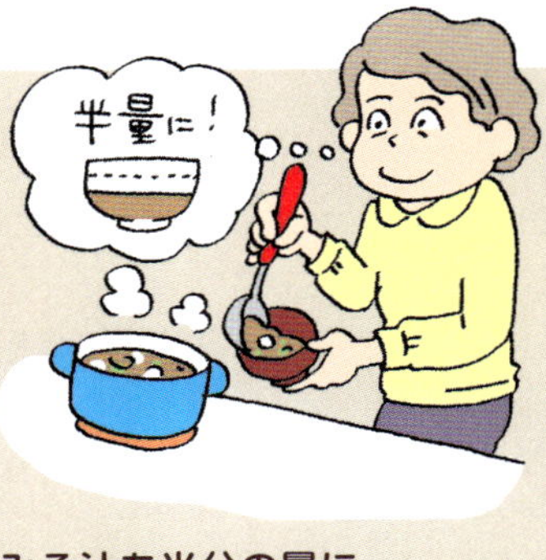

- みそ汁を半分の量に
- 漬物は１日１回３切れまで
- かける調味料はなるべく少なく！

教えて！

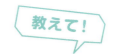

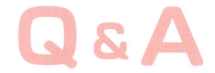

糖尿病腎症 Q&A

患者さんからよく質問される
糖尿病腎症にまつわる疑問にお答えします。

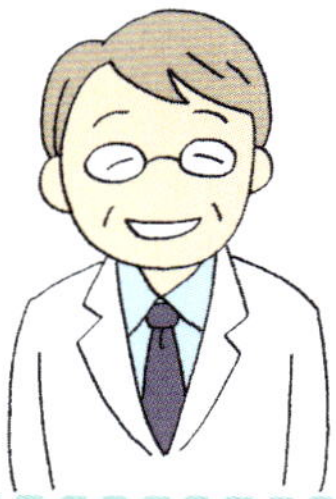

Q 同じ糖尿病の人でも、腎症になりやすい人、なりにくい人はいるのですか？

A. 同じ糖尿病の患者さんでも、腎症になりやすい人、なりにくい人はいます。腎症は突然なるわけではないので、いいかえると腎症が進みやすい人、進みにくい人となります。糖尿病を発症してから経過が長い、糖尿病のコントロールが悪かった時期が長い、喫煙をしている、あるいはしていた（18ページ）、肥満がある（19ページ）、血圧が高い、脂質（コレステロール）が高いなどが当てはまるかたは、腎症が進みやすくなります。そのようなかたは、より注意が必要です。

また、腎症には家族歴が関係し、腎症になりやすくなる遺伝子の研究も進んでいます。将来的には、より腎症になりやすい人に注意を促すような診療ができるようになっていくと思われます。

Q 1か月前の検査値と比べて、eGFRが急に低下しました。どんな理由が考えられますか？

A. eGFR（12ページ）の値の急な低下は、腎臓の働きが急に悪くなってしまったことを示しています。その原因として、糖尿病腎症の進行も考えられ、一部の糖尿病腎症のかたでは、eGFRの低下が早いことが知られています。

しかし、多くの場合には脱水や、薬剤の影響がありえます。そのほか大量出血や重症感染症などでも一時的に腎機能の低下をきたしますし、急速に腎機能の悪化が進む腎炎も存在します。全身の状態や、腎機能低下が一時的なものなのかどうか、尿検査の所見はどうかなど、さまざまな診察・検査結果を組み合わせて、原因を検討する必要があります。

Q 糖尿病で尿たんぱくが出ています。糖尿病腎症を合併しているのでしょうか？

A. 糖尿病があるかたで尿たんぱくが出たからといって、かならずしも糖尿病腎症を合併しているとは限りません。尿たんぱくが出た場合には、まずは再検査をし、一過性かどうかを確認します。

持続的に尿たんぱくが出ている場合には、糖尿病腎症を念頭に置くのはもちろんですが、それ以外にも尿たんぱくの出る疾患があります。特に尿潜血がある場合や、急激に尿たんぱくが増加した場合には、糖尿病腎症以外にも、腎炎などほかの腎疾患が起こっている可能性もあります。追加の検査を行ない、場合によっては腎臓内科医に相談が必要です。腎炎などの腎疾患が疑わしい場合には、腎生検という腎臓の組織を一部採取する検査が行なわれることがあります。また、尿たんぱくの原因がなんであっても、血糖・血圧・脂質のコントロールを継続することは非常に重要です。

Q 糖尿病腎症を発症している人は、ほかの合併症も発症しやすいというのは本当ですか？

A. 糖尿病腎症を発症している人は、ほかの合併症を発症しやすい、もしくはすでに発症していることが多い傾向にあります。糖尿病腎症は糖尿病の病歴が長いかた（5～10年以上）で発症するものであり、高血圧症、脂質異常症、肥満症といったほかの生活習慣病や、喫煙など生活習慣の問題があるかたでは、より発症しやすくなることが知られています。そして、これらの事項は、ほかの合併症になりやすくなる要因でもあります。よって、糖尿病腎症を発症している人は、ほかの合併症も発症しやすくなるのです。気になる症状があれば、早めに主治医に相談してください。

Q 糖尿病腎症でも、腎臓移植は受けられますか？

A. 腎臓移植には、献腎移植と生体腎移植があります。献腎移植とは、亡くなったかたから腎臓を提供してもらう方法で、社団法人日本臓器移植ネットワークへの登録が必要です。生体腎移植は、血縁者または配偶者から腎臓を1個とり出して移植する方法です。いずれの移植方法でも透析療法からは解放されますが、免疫抑制薬を一生飲み続ける必要があります。

日本では、2017年には合計1742例（献腎198例、生体腎1544例）の腎移植が行なわれ、そのうち糖尿病腎症による移植は計297例でした。糖尿病の患者さんでは、糖尿病でないかたよりも移植手術による合併症の頻度が高いという報告もありますが、腎臓移植は可能です。しかし、移植後に血糖コントロールが不良であると、移植した腎臓に新たに糖尿病腎症を発症することもあり、術後にはより厳格な血糖コントロールが必要となります。

Q 腎臓に負担をかける薬、飲み合わせなどに注意が必要な薬はありますか？

A. 薬物の多くは最終的に腎臓で代謝されるため、薬にはふだんから注意を払う必要があります。病院から処方される薬や、入院中に投与される薬は、医師が用法・用量を調節して処方しますが、特に糖尿病治療薬、抗菌薬（抗生物質）、降圧薬、抗凝固薬や抗血小板薬（血液をサラサラにする薬）、CT検査で用いられる造影剤などに注意が必要です。主治医や薬剤師の説明を、注意深く聞いてください。

薬局で購入可能な薬については、ロキソプロフェンなどの非ステロイド系抗炎症薬、いわゆる痛み止めや睡眠薬に注意が必要です。新しい薬を始めるときには、主治医や薬剤師に相談することがたいせつです。

Q どのくらいの段階になったら透析療法を開始しなければならないのですか？

A. 透析療法は、糖尿病腎症の病期分類で5期となります（15ページ）。ご自身の腎臓の働きが廃絶したさいに、その代替療法として透析が導入されます。患者さんに出現する具体的な症状としては食欲不振や嘔吐などの消化器症状、高度の貧血症状、高血圧や心不全による呼吸困難などの症状、頭痛や意識障害などの中枢神経症状があります。これらの症状により日常生活に支障があれば、透析療法が導入されます。透析療法には、血液透析、腹膜透析、腎臓移植があり、患者さんのライフスタイルに合わせて選択されます。透析療法を始める検査値の目安としては、一般的にeGFRが10mℓ/分/1.73m^2未満が一つの基準ですが、症状や検査値などを総合して判断されます。

教えて！

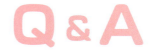

糖尿病腎症 Q&A

患者さんからよく質問される
糖尿病腎症にまつわる疑問にお答えします。

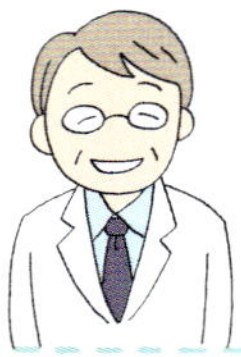

Q むくみが気になるのですが、水分の制限は必要でしょうか？

A. 糖尿病腎症を合併した患者さんで水分制限が必要となるのは、透析治療中の患者さんに限られます。糖尿病腎症の患者さんにおけるむくみ（浮腫）の原因は、水分のとりすぎではなく、塩分の過剰摂取による高血圧、たんぱく質の過剰摂取による腎障害の進行などが考えられます。したがって、透析治療をされている患者さんでない限りは、水分を制限する必要はありません。ふだんの食事の中で、塩分を多めにとっていないか（たとえばみそ汁、ラーメンの汁など）、たんぱく質を多く含む食品（肉、魚、卵など）をとりすぎていないか、注意してみてください。透析治療中の患者さんは、透析の間の体重が増えすぎていないかに注意し、主治医と相談のうえで水分量の制限を行なう必要があります。

Q 食事療法で体重が減少しました。このまま続けてよいですか？

A. 肥満のあるかたで、適切な食事療法を行なっており、血糖値も改善しているのであれば大きな問題はありません。ただし、急激な体重減少があった場合には、悪性腫瘍（がん）を発症していることもありますので注意が必要です。主治医の先生に相談してください。やせているかたは、体重を維持したほうがよい場合もあります。特に高齢の糖尿病患者さんで、血糖値を気にするあまりに、極度に炭水化物を制限して体重が減少するかたが見られます。高齢の糖尿病患者さんでは、体重減少は筋肉量の減少につながるので、特に注意が必要です。自分ではよいと思っていた食事療法が、じつは適切な食事療法ではない場合があります。目標の体重も、患者さんごとに異なります。食事療法や体重のコントロールは糖尿病を治療するうえで非常に重要ですので、主治医の先生に確認しましょう。

Q 減塩すると食欲が出ません。どうしたらよいですか？

A. 過度な減塩により食欲が低下すると、栄養障害を引き起こすこともありますので、注意が必要です。少しずつうす味に慣れていきましょう。調理するうえでのくふうとしては、こんぶやカツオ節などの自然のだしを利用してみましょう。だしをきかせると、多少塩分が少なめでもおいしく食べられます。また、レモン、酢などの酸味や、ごま、わさび、しょうがなどの風味をうまく利用すれば、うす味のもの足りなさを補ってくれます。そのほかにも、1品に重点的に塩分を使い、ほかのおかずは食塩をごく少量にすると、味にめりはりがついて、満足感が得られるはずです。

このほかに、塩分の多い料理の量を減らすことも有効です。みそ汁を半分にする、めん類の汁をできるだけ残す、かけるしょうゆの量を減らすなどが有効な方法です。濃い味の好きなかたが急にうす味にすると、食事をまずく感じてしまいがちです。うす味にする場合は、急に極端なうす味にするのではなく、少しずつ味つけをうすくして慣らしていくことがポイントです。

part 2

食事をこう変える！
Before ➡ After

糖尿病腎症の食事では、
たんぱく質量を制限することがとても重要です。
では、体に必要なエネルギーや各種の栄養素を確保しつつ、
たんぱく質量を減らすには、どんな食事をすればよいのでしょうか？
このパートでは、普通食と低たんぱく食を比較することで、
低たんぱく食の基本をわかりやすく解説します。

低たんぱく食はむずかしくない！

Before ➡ After を比べてみると…

主食に低たんぱく食品を使えば、無理なくたんぱく質を減らせます

下の献立の写真を見てください。右が普通食、左が低たんぱく食ですが、見た目にそれほどの違いはありません。しかし、一日のたんぱく質量を比べると、なんと低たんぱく食は普通食の半分以下です。

その秘密は主食にあります。低たんぱく食の献立は、主食がすべて低たんぱく食品。毎食、多くの量を食べる主食に低たんぱく食品をとり入れることで、大幅にたんぱく質を減らすことができるのです。

Before

普通食

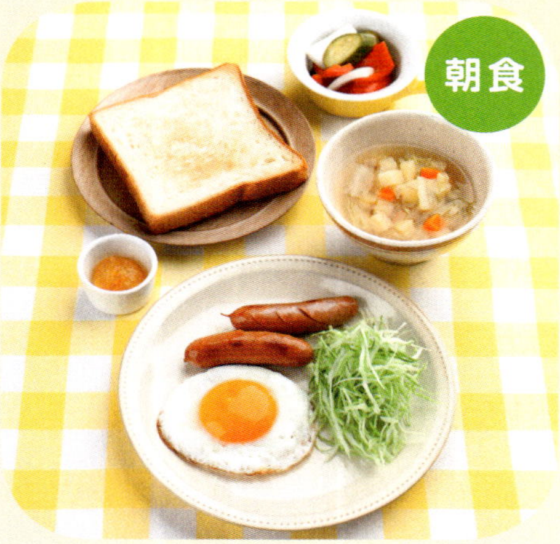

エネルギー 1747kcal
塩分 8.7g
たんぱく質 61.9g
カリウム 1841mg

一日の栄養価

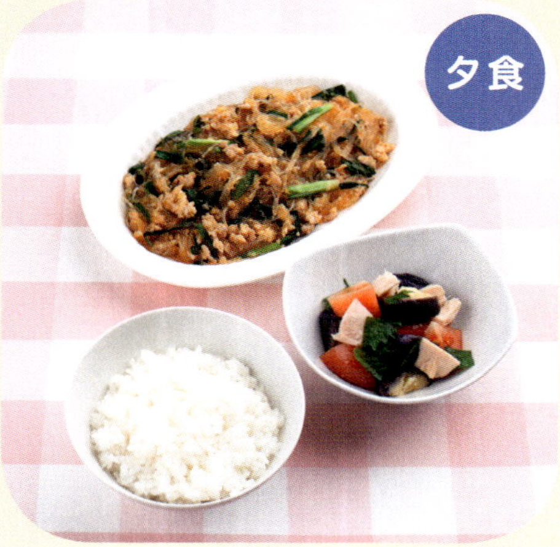

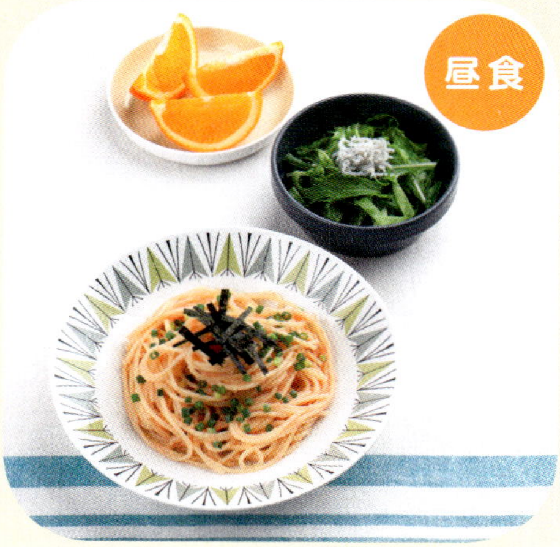

ポイント 1
主食には低たんぱく食品を活用！

主食からのたんぱく質を減らすことによって、おかずを充実させることができ、普通食と遜色《そんしょく》ない献立が実現可能です。

ポイント 2
肉、魚、卵などのたんぱく質源は少なめに

低たんぱく食品を使うだけでなく、たんぱく質源の量にも気をつけましょう。肉や魚は1食に30～50g程度を目安に。

ポイント 3
量を調節すれば生の野菜やフルーツもOK

たんぱく質を減らすことで、カリウムの量も減らせるため、生野菜やフルーツを献立にとり入れることもできます。

After 低たんぱく食

一日のたんぱく質量 **30g未満！**

一日の栄養価

- エネルギー 1621kcal
- 塩分 5.7g
- たんぱく質 27.9g
- カリウム 1261mg

朝食

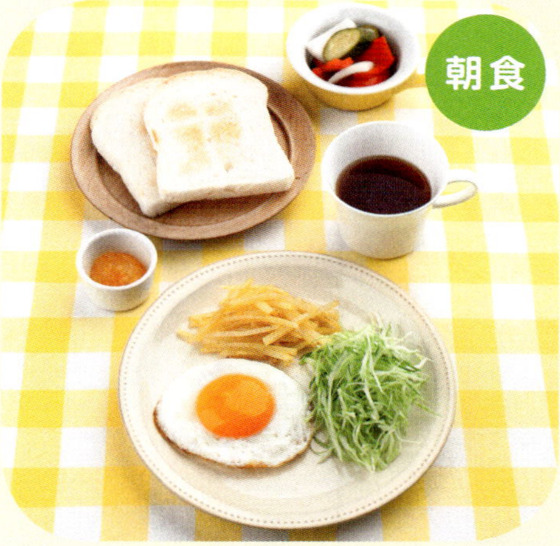

夕食

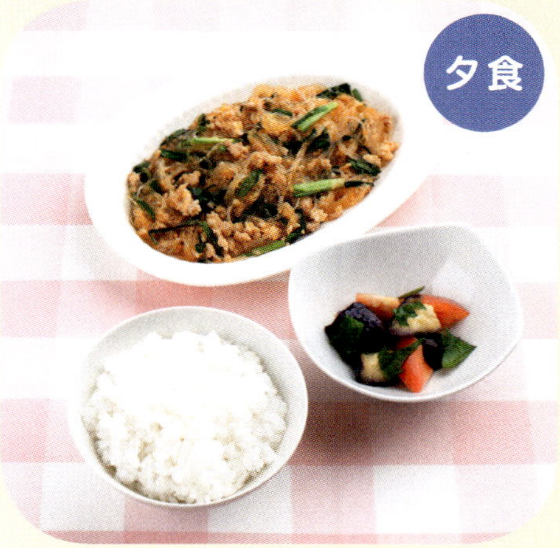

昼食

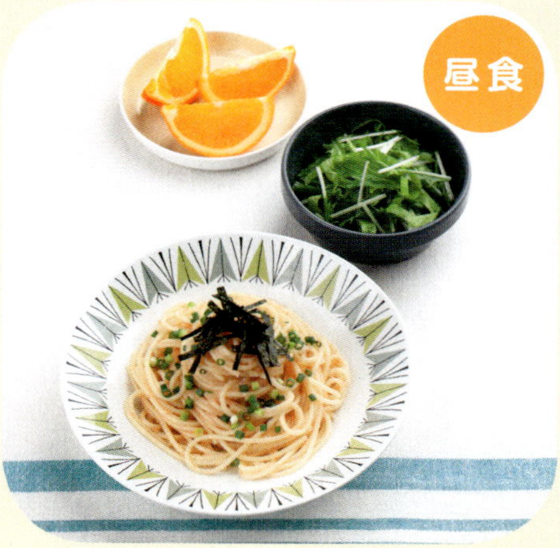

※写真は1600kcalのモデル献立です。エネルギーを追加する場合は夕食のごはんを200gに増やしたり、おやつを食べたりして補いましょう。

ケース 1 ごはんが主食の朝食 Before ➡ After

主食を低たんぱくごはんに変え、塩分が気になるみそ汁は半量に。
おかずは一部を変更すれば、普通食と同じものも食べられます。

Before
普通食

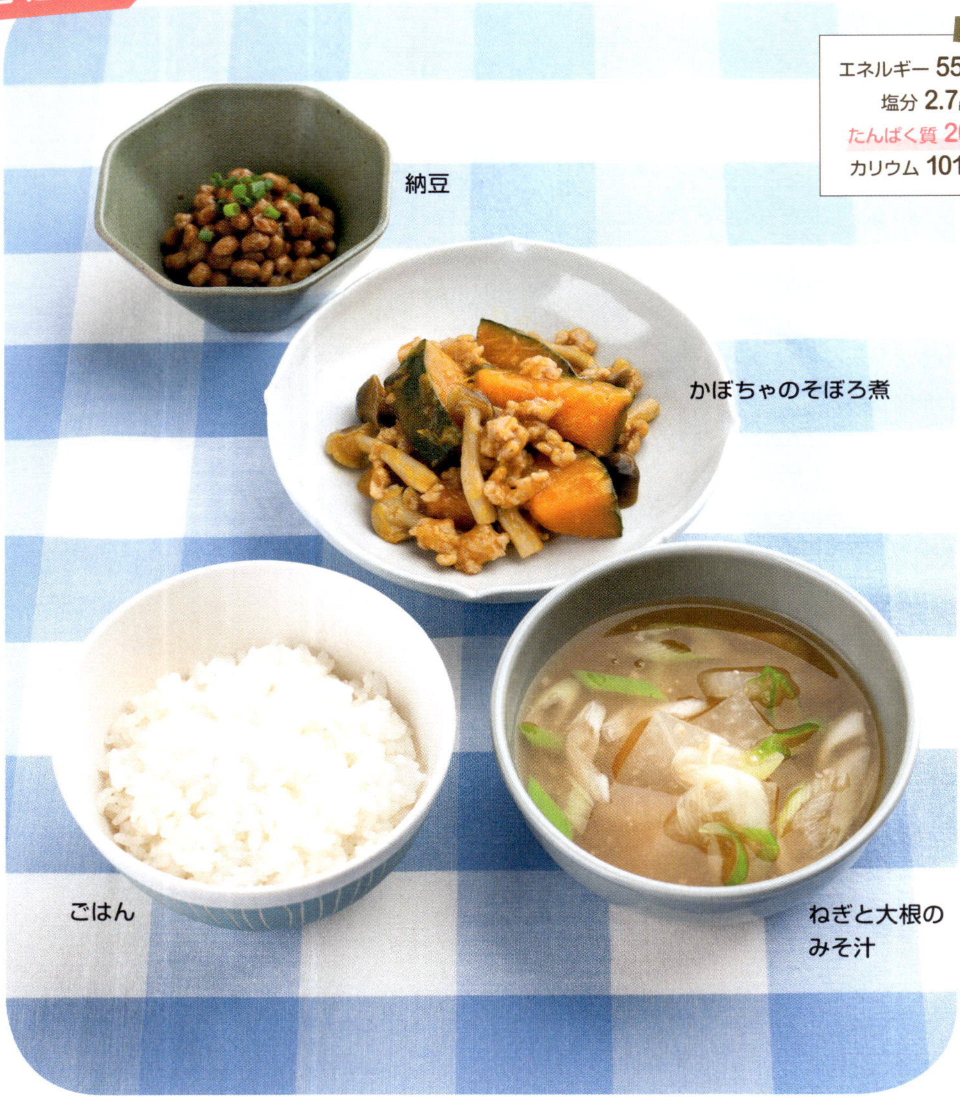

納豆
かぼちゃのそぼろ煮
ごはん
ねぎと大根の
みそ汁

1人分
エネルギー 553kcal
塩分 2.7g
たんぱく質 20.5g
カリウム 1011mg

ここに注目!

朝食の定番である「納豆」には、植物性たんぱく質が豊富です。「かぼちゃのそぼろ煮」には、動物性のたんぱく質源である鶏ひき肉が入っているので、両方とも食べるとたんぱく質が多くなってしまいます。

← 材料と作り方は46ページ

PART 2 食事をこう変える！

After
低たんぱく食

朝食
昼食
夕食

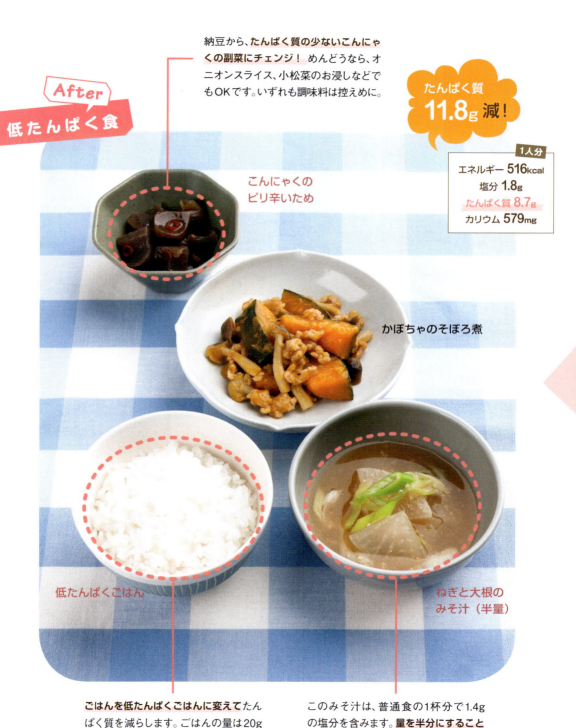

納豆から、**たんぱく質の少ないこんにゃくの副菜にチェンジ！** めんどうなら、オニオンスライス、小松菜のお浸しなどでもOKです。いずれも調味料は控えめに。

こんにゃくの
ピリ辛いため

たんぱく質
11.8g 減！

1人分
エネルギー **516**kcal
塩分 **1.8**g
たんぱく質 **8.7**g
カリウム **579**mg

かぼちゃのそぼろ煮

低たんぱくごはん

ねぎと大根の
みそ汁（半量）

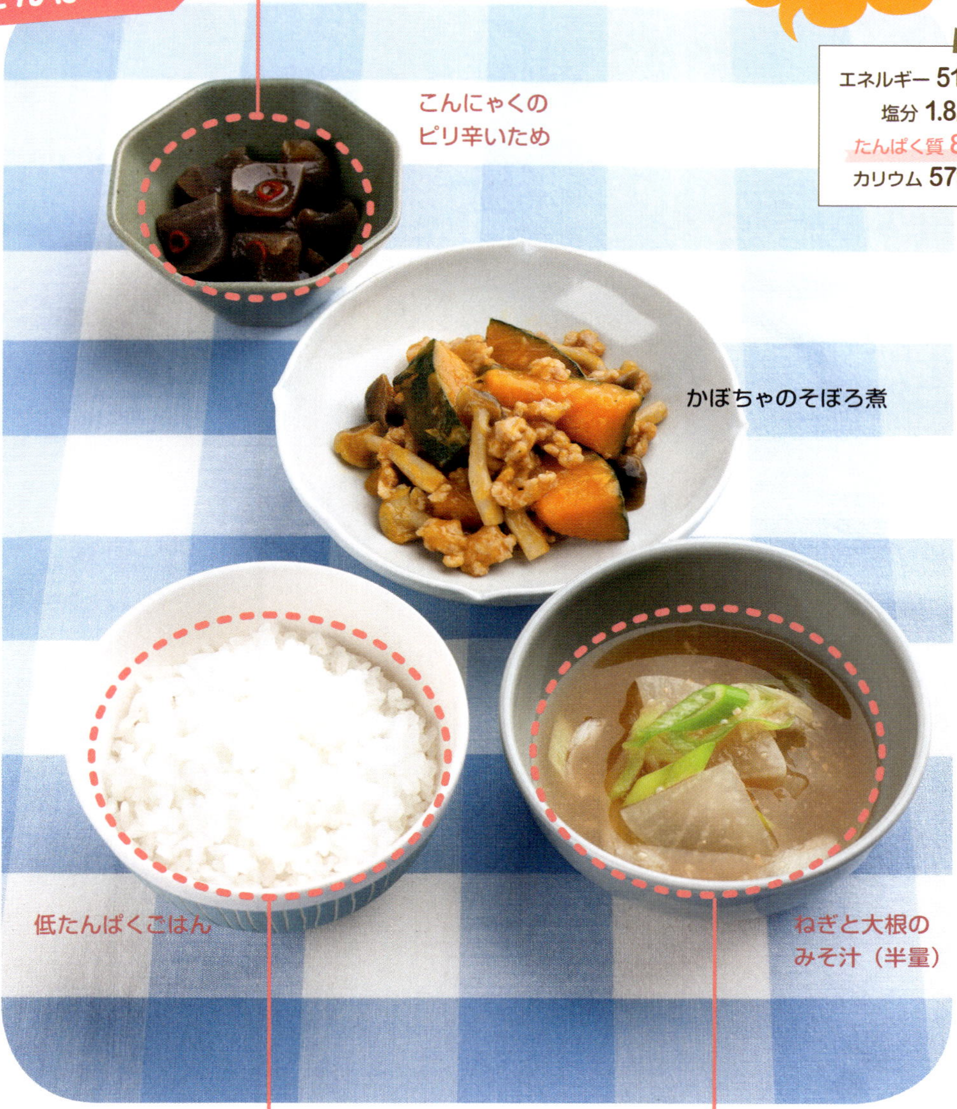

ごはんを低たんぱくごはんに変えてたんぱく質を減らします。ごはんの量は20g増やして、エネルギーを確保。

このみそ汁は、普通食の1杯分で1.4gの塩分を含みます。量を半分にすることで、**0.6gの減塩**になります。

ケース2 めん料理の昼食 Before ➡ After

意外にたんぱく質の多いめん類。低たんぱく食品におきかえましょう。
酸味のあるスープで冷麺風に仕上げるので、減塩にもなります。

Before
普通食

1人分
エネルギー 565kcal
塩分 4.1g
たんぱく質 21.0g
カリウム 662mg

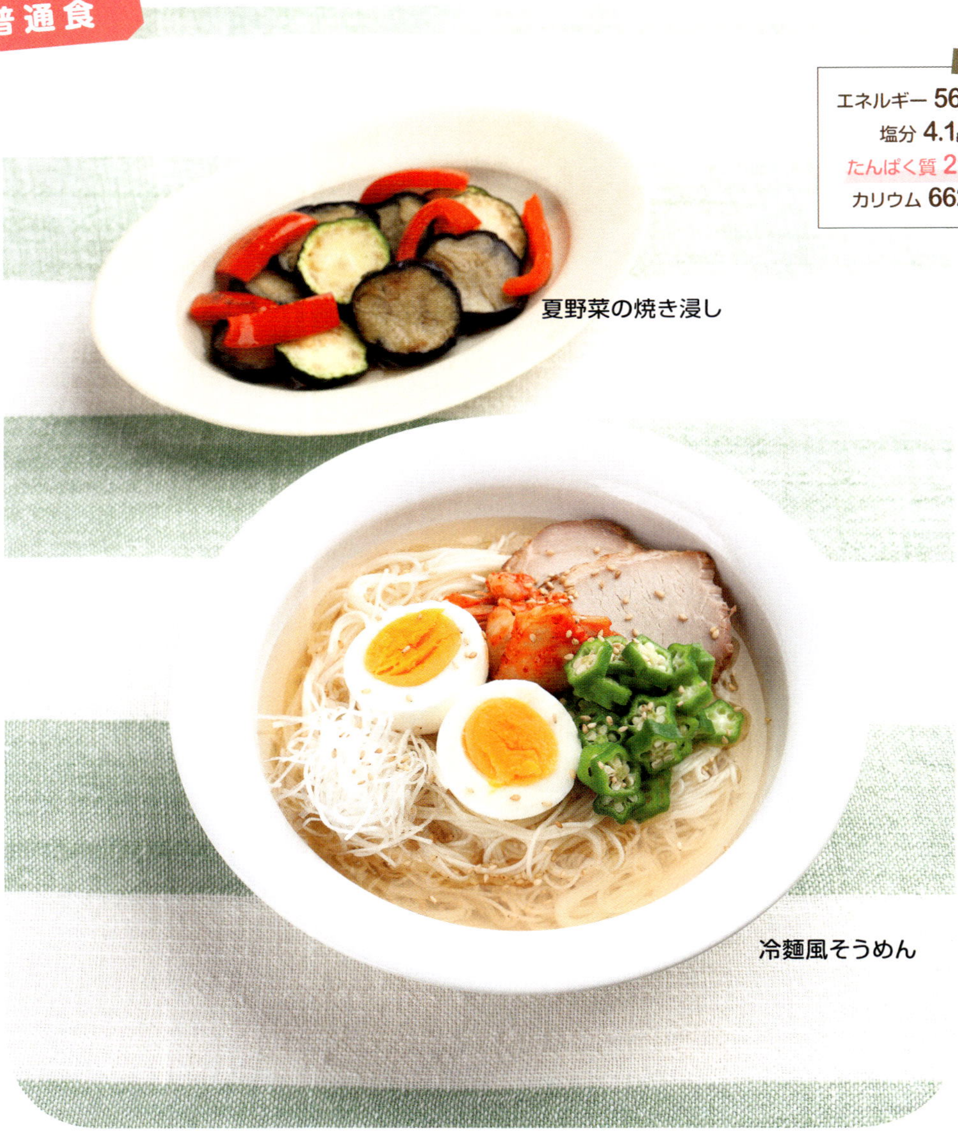

ここに注目！

そうめん1食分80gには7.6gのたんぱく質が含まれていますが、低たんぱくそうめんにおきかえれば、たんぱく質はわずか0.2gにおさえられます。具材の焼き豚とゆで卵もたんぱく質の多い食品なので、量の調節が必要です。

← 材料と作り方は47ページ

After 低たんぱく食

カリウムを多く含む**野菜の料理は、量を普通食の半分に**減らします。揚げ焼きにしてあるのでこくがあり、少量でも食べごたえがあります。

たんぱく質 13.6g 減！

1人分	
エネルギー	494kcal
塩分	2.1g
たんぱく質	7.4g
カリウム	354mg

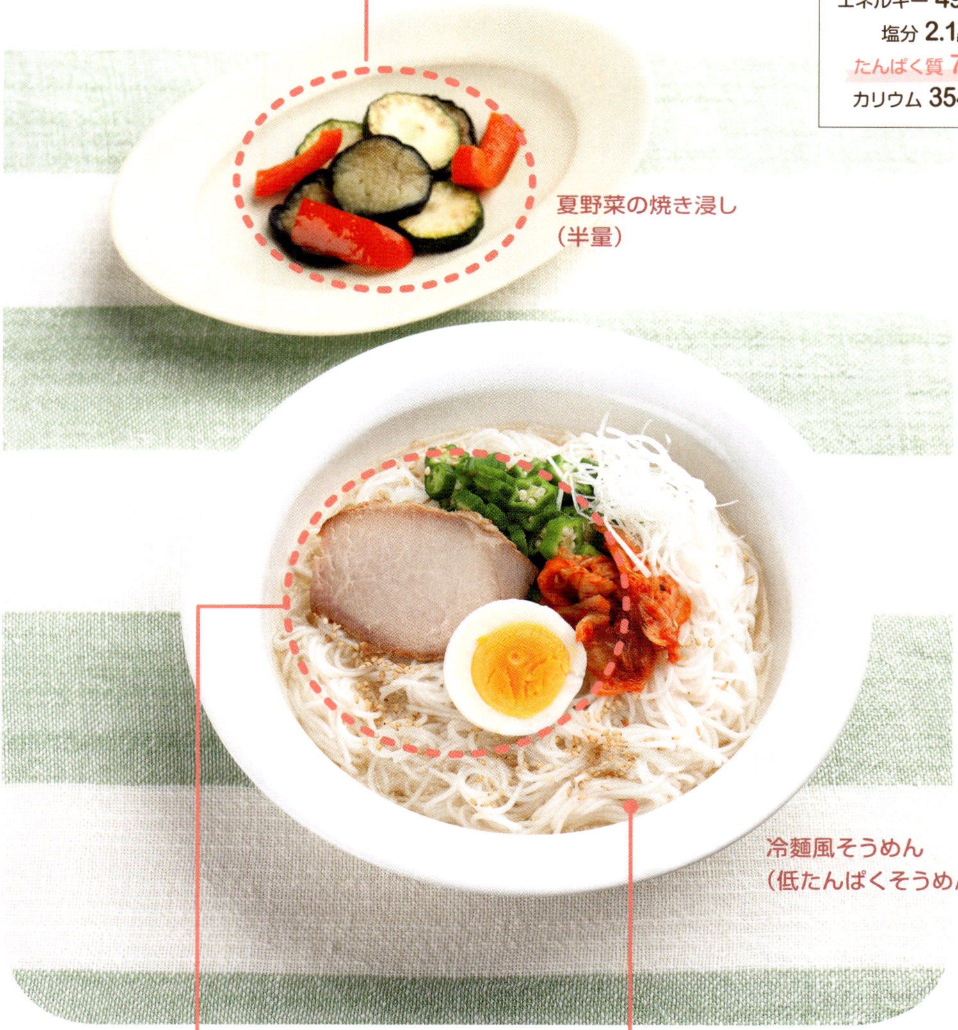

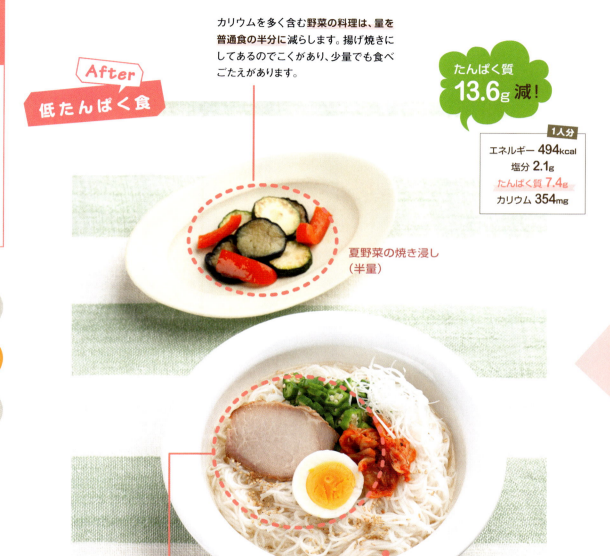

夏野菜の焼き浸し（半量）

冷麺風そうめん（低たんぱくそうめん）

焼き豚とゆで卵は半量に。量が減っても、普通食と同じものを食べられると満足感が得られます。

めんは低たんぱくそうめんに変えて、量をやや多めに。つゆは普通食の3分の2に減らし、塩分をカットします。

ケース3 和風メニューの夕食 Before ➡ After

主食に低たんぱくごはんをとり入れて、おかずの量を調節すれば、
普通食とまったく同じメニューを楽しむことができます。

Before 普通食

1人分
エネルギー 749kcal
塩分 2.2g
たんぱく質 24.5g
カリウム 836mg

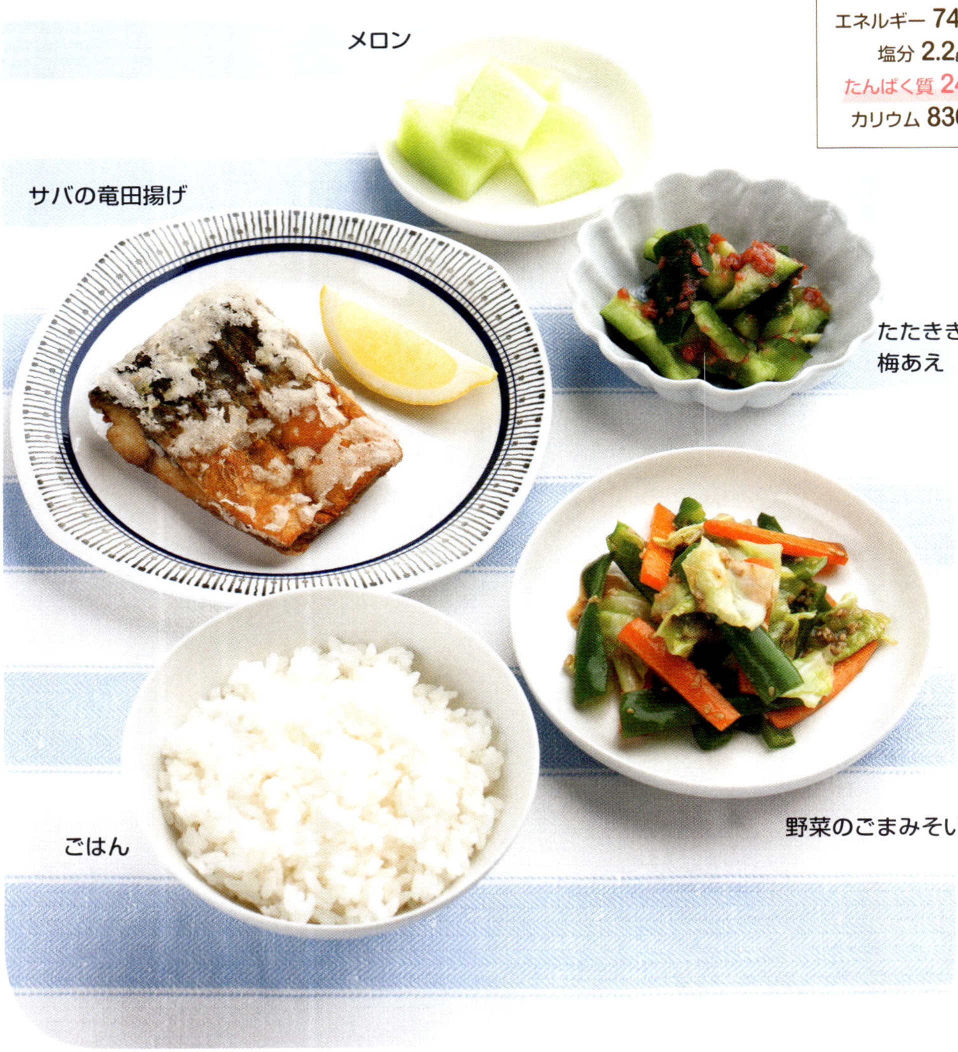
メロン
サバの竜田揚げ
たたききゅうりの梅あえ
ごはん
野菜のごまみそいため

ここに注目！

この献立のおもなたんぱく質源はサバ。量を半分にすることで、たんぱく質を8.2gもカットできます。カリウムの摂取量は、食べる量で調節します。カリウムを多く含むメロンも、このくらいの量なら、食べてもかまいません。

← 材料と作り方は48ページ

After
低たんぱく食

サバは普通食の半分の量ですが、しっかりと下味のついた竜田揚げなので食べごたえ充分。小さめのもの2切れにすれば、見た目の満足度もアップします。

たんぱく質
13.3g減！

1人分	
エネルギー	550kcal
塩分	1.3g
たんぱく質	11.2g
カリウム	529mg

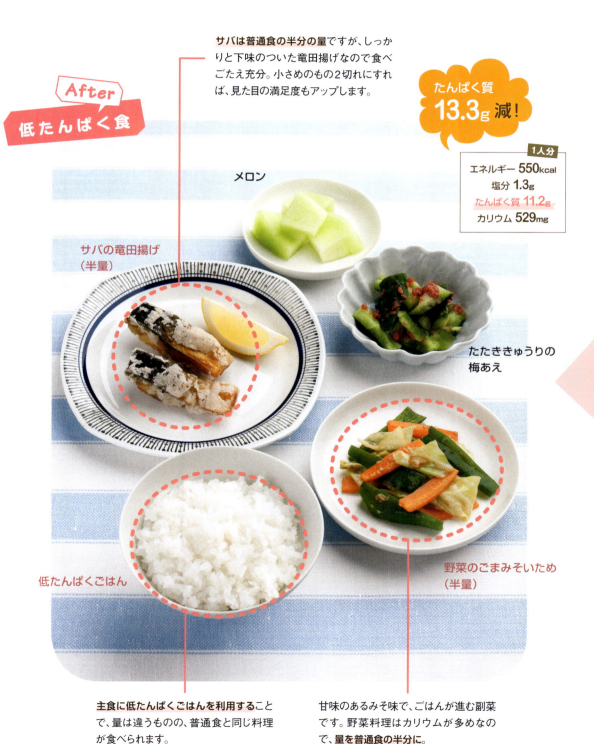

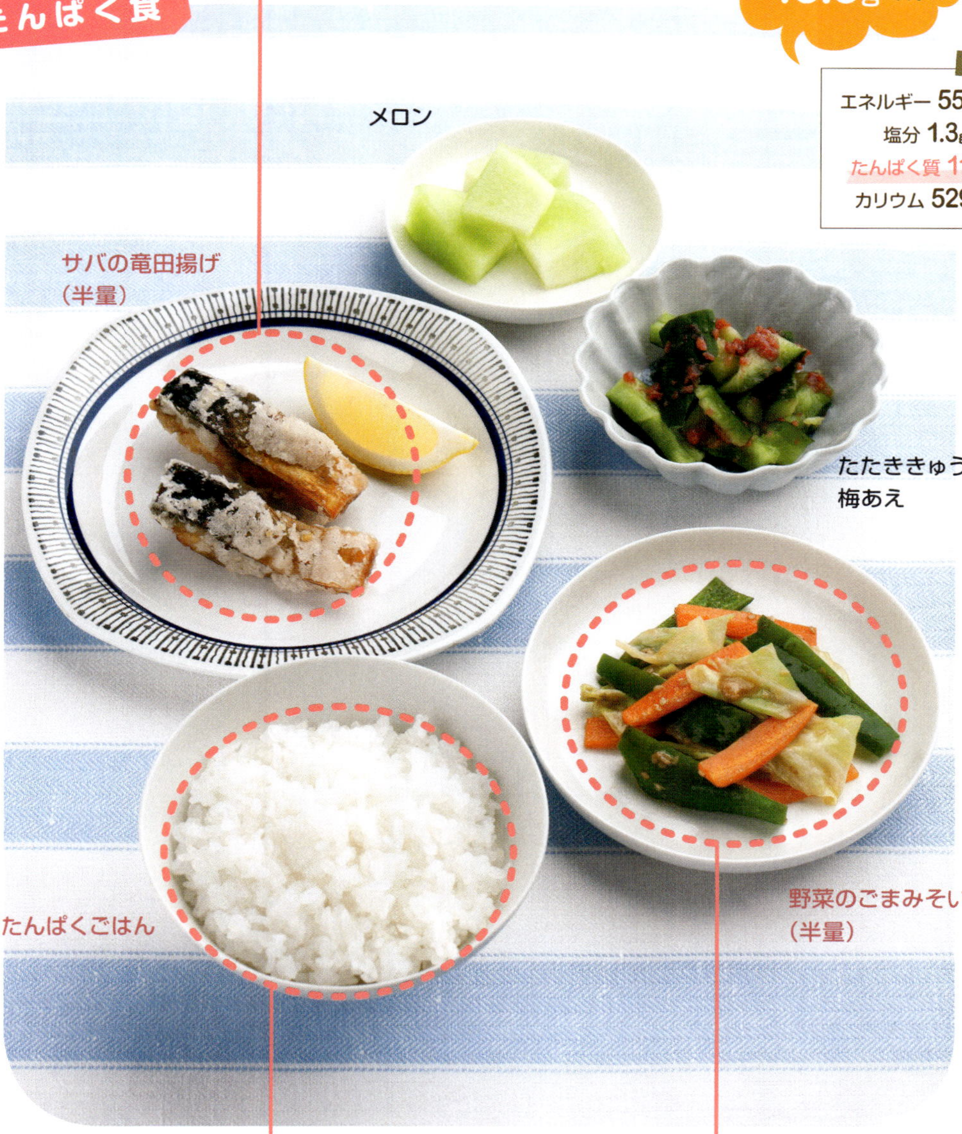
メロン
サバの竜田揚げ
（半量）
たたききゅうりの
梅あえ
野菜のごまみそいため
（半量）
低たんぱくごはん

主食に低たんぱくごはんを利用することで、量は違うものの、普通食と同じ料理が食べられます。

甘味のあるみそ味で、ごはんが進む副菜です。野菜料理はカリウムが多めなので、**量を普通食の半分に**。

ケース4 パンが主食の朝食 Before ➡ After

パンの献立も、主食には低たんぱく食品をとり入れます。
スープやウインナなど塩分の多いものは控えて、減塩を心がけましょう。

Before
普通食

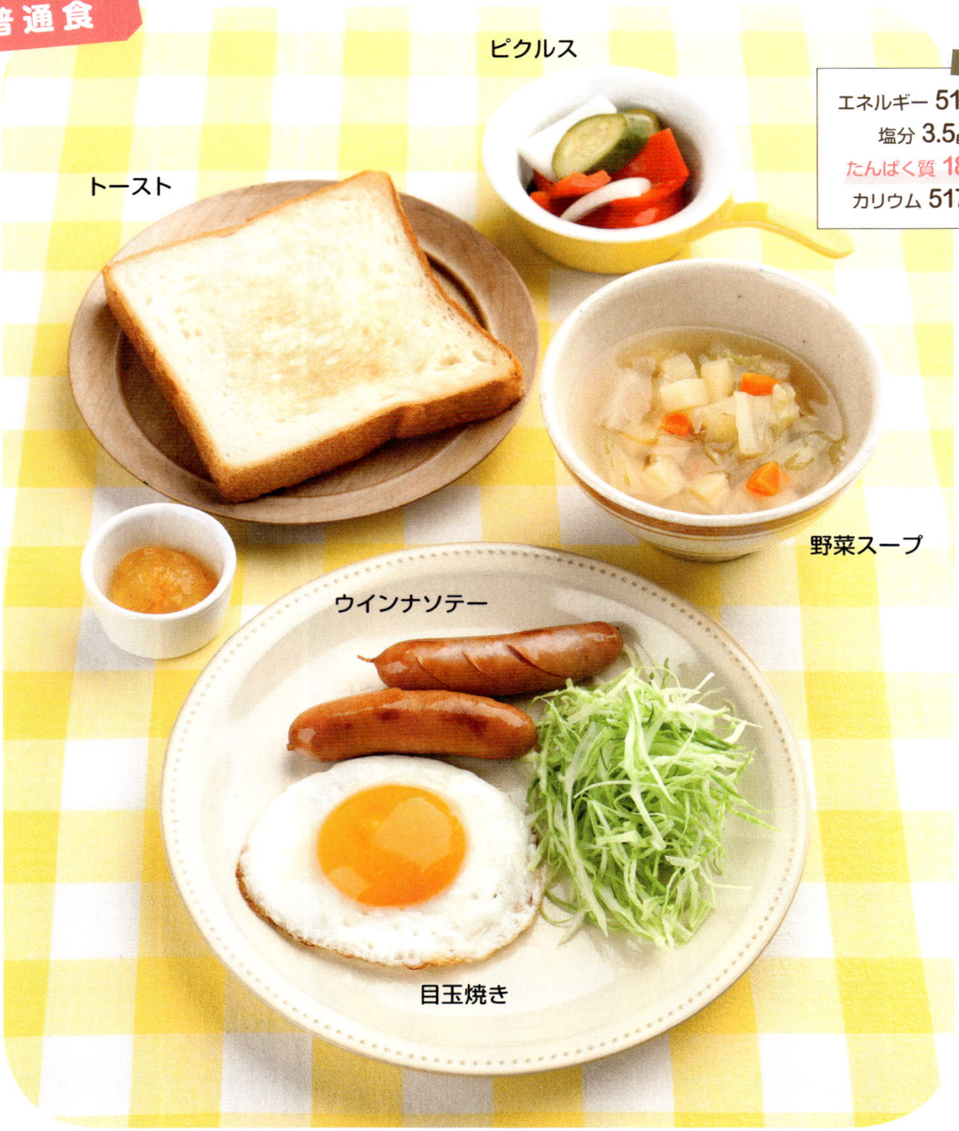
ピクルス
トースト
野菜スープ
ウインナソテー
目玉焼き

1人分
エネルギー 511kcal
塩分 3.5g
たんぱく質 18.9g
カリウム 517mg

ここに注目!

卵とウインナは、どちらも動物性のたんぱく質源。両方食べると1食のたんぱく質量が多くなってしまいます。ウインナは塩分も多いので、目玉焼きはそのまま残して、ウインナソテーを別の料理に変更するのがよいでしょう。

← 材料と作り方は49ページ

After

低たんぱく食

低たんぱくパンはパサパサしやすいので、食べる直前にこんがりとトーストするのがおすすめです。

たんぱく質
10.6g減！

1人分
エネルギー 507kcal
塩分 1.5g
たんぱく質 8.3g
カリウム 380mg

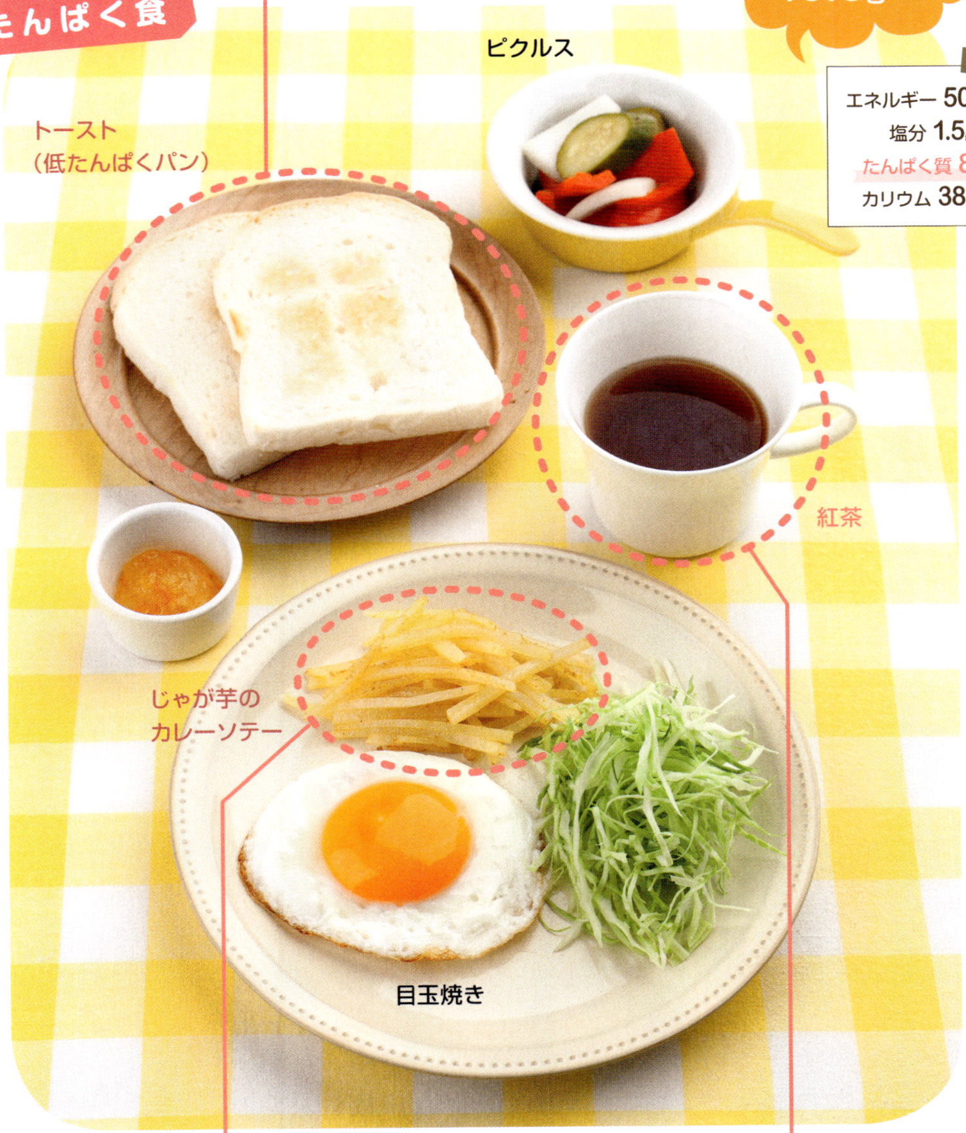

カレー粉の風味をいかして塩は少なめに。目玉焼きにも塩はふらず、キャベツも調味料をかけずに目玉焼きをからめて食べます。

塩分とカリウムの多い**野菜スープを紅茶にチェンジ。**紅茶はカリウム量がコーヒーの8分の1程度と少なめです。

ケース5 めん料理の昼食 Before ➡ After

スパゲティはめん類の中でも特にたんぱく質を多く含んでいますが、
低たんぱくスパゲティなら安心して食べることができます。

Before
普通食

1人分
エネルギー 614kcal
塩分 2.5g
たんぱく質 25.4g
カリウム 674mg

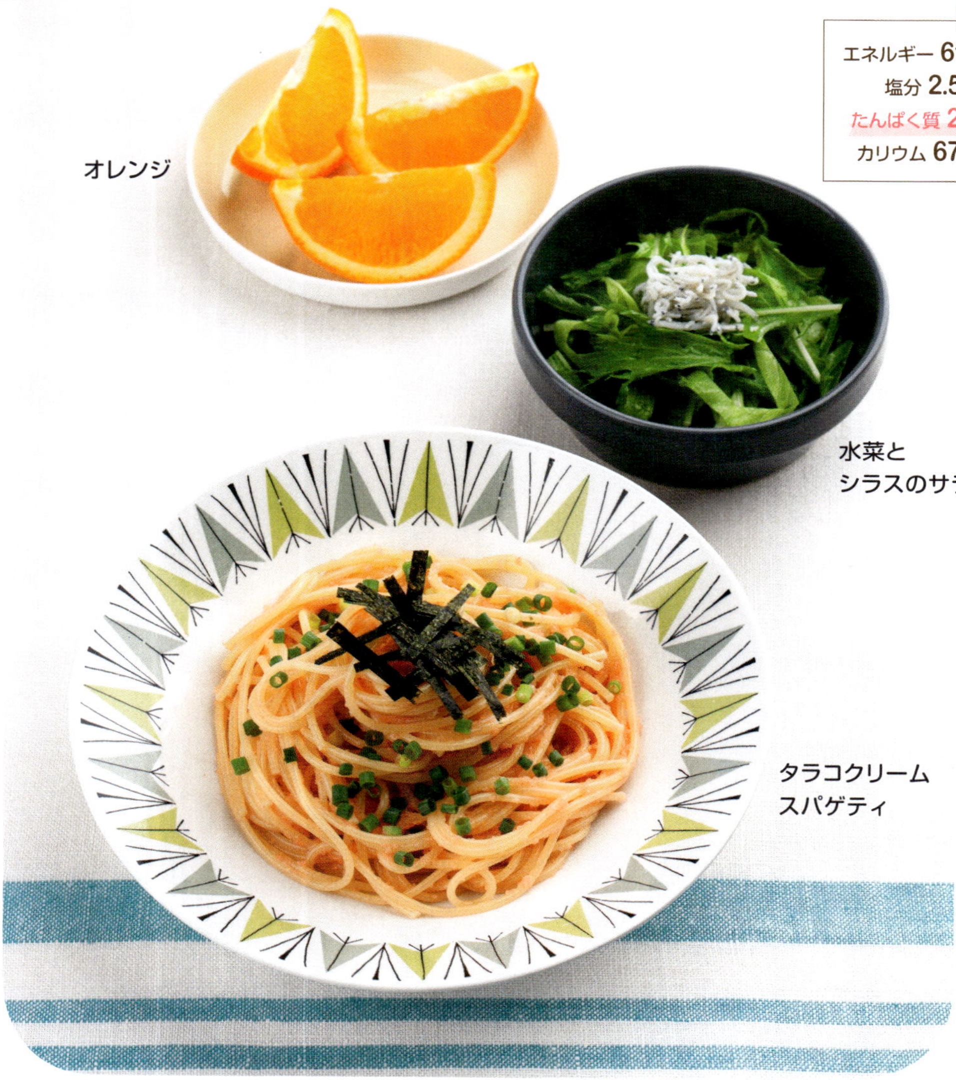

オレンジ
水菜とシラスのサラダ
タラコクリームスパゲティ

ここに注目！
スパゲティ1食分100gには、たんぱく質が12.2g含まれています。低たんぱくスパゲティなら、たんぱく質はたったの0.4gです。ソースの量を少し控え、サラダのシラスをやめることで、さらにたんぱく質を減らせます。

← 材料と作り方は50ページ

PART 2 食事をこう変える！

After
低たんぱく食

たんぱく質源のシラスはのせません。手作りドレッシングは市販品よりも塩分控えめ。器に盛る前にあえておくと、ドレッシングのかけすぎを防げます。

たんぱく質 **15.5g** 減！

1人分
エネルギー **550kcal**
塩分 **2.0g**
たんぱく質 **9.9g**
カリウム **444mg**

朝食 / 昼食 / 夕食

オレンジ

水菜のサラダ

タラコクリームスパゲティ（低たんぱくスパゲティ）

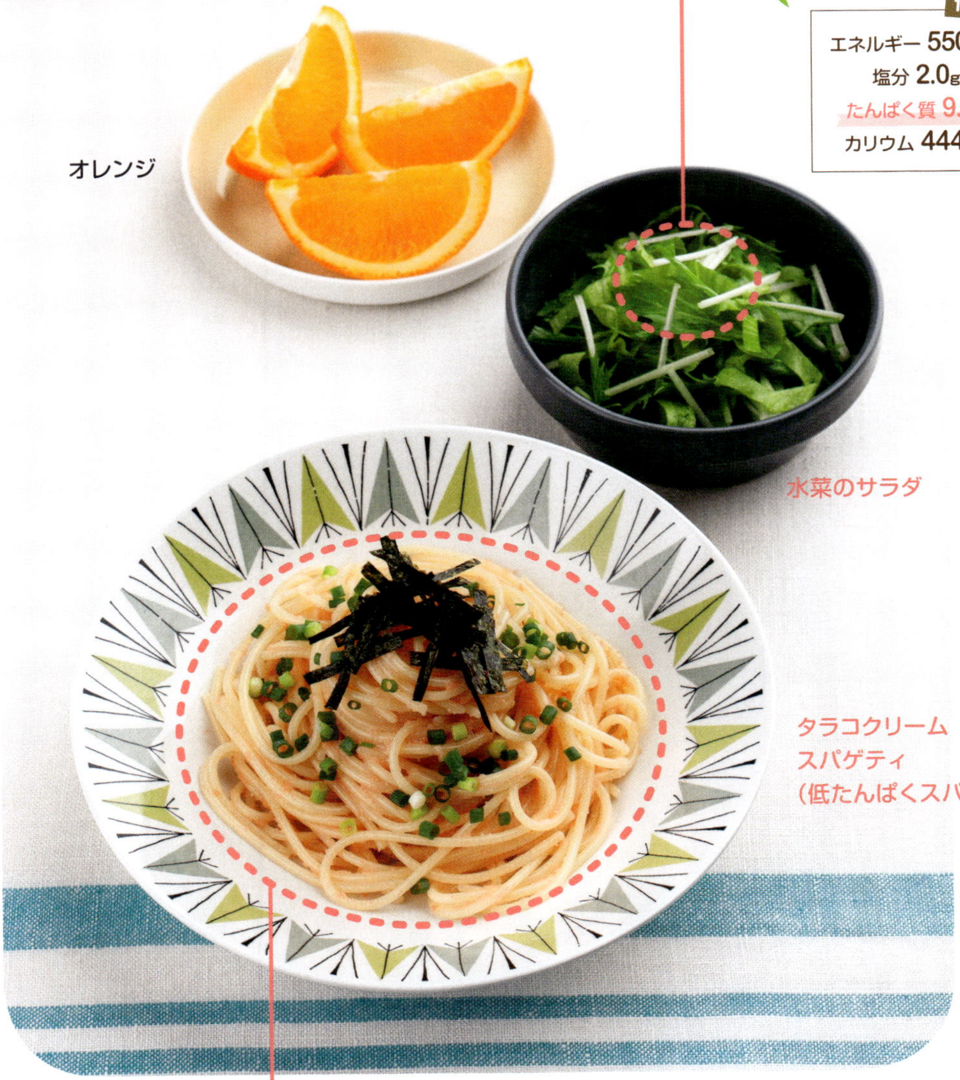

低たんぱくスパゲティを使い、ソースは普通食の4分の3に。パスタソースは、市販のレトルト食品も、量を調節すれば利用可能です。

ケース6 中国風メニューの夕食 Before ➡ After

マーボーはるさめはたんぱく質控えめなので、主食を低たんぱくごはんにして、
副菜を少し減らすだけで、主菜は普通食と同じ量を食べられます。

Before 普通食

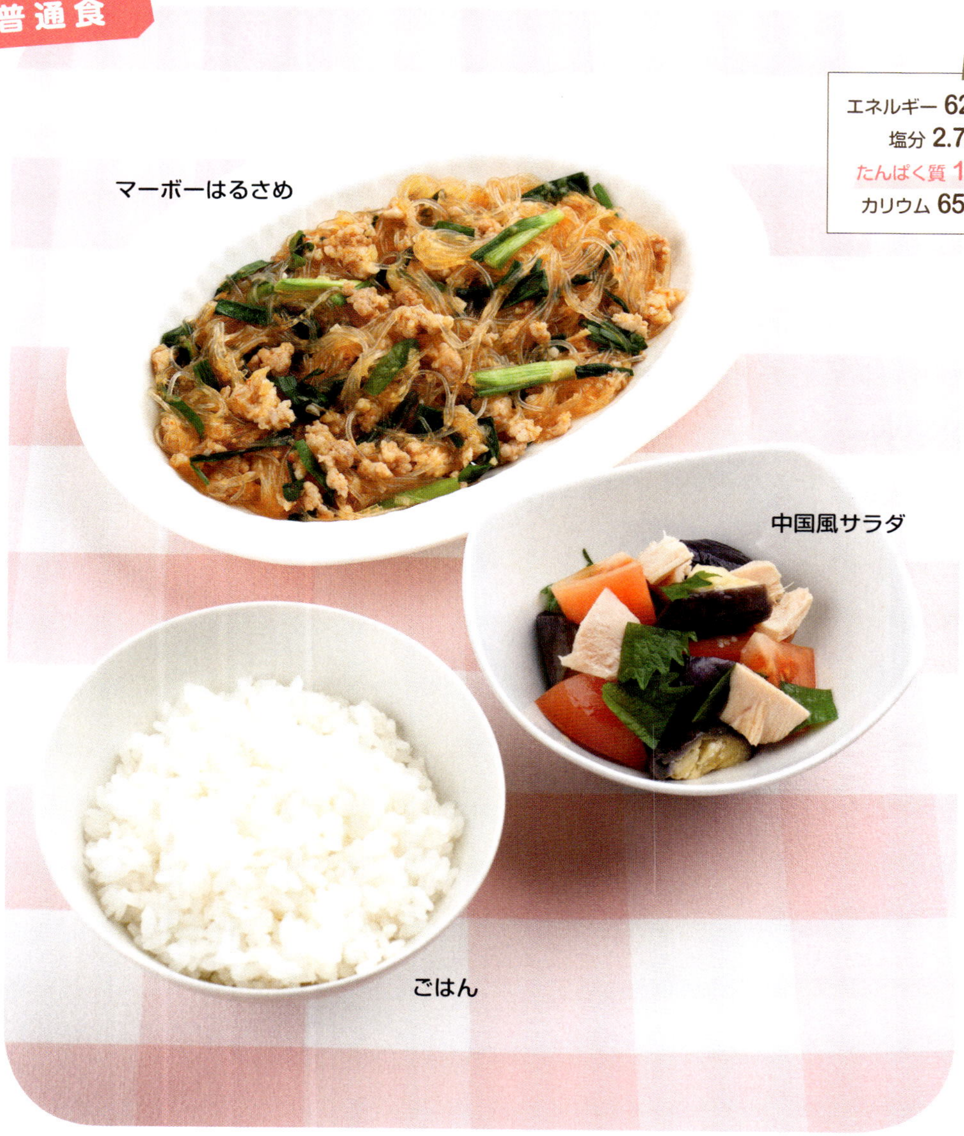

1人分

エネルギー 622kcal
塩分 2.7g
たんぱく質 17.6g
カリウム 650mg

ここに注目!

主菜のマーボーはるさめは、たんぱく質源がひき肉40gと少なめなので、普通食ではサラダにツナを加えてたんぱく質を補っています。低たんぱく食の場合は、サラダにツナは不要です。

← 材料と作り方は51ページ

PART 2 食事をこう変える！

[After] 低たんぱく食

朝食／昼食／夕食

はるさめはたんぱく質0gなので、たんぱく質を控えたい人にとっては強い味方。調味料の味がよくしみて、ごはんにも合います。

たんぱく質 **7.9g** 減！

1人分
エネルギー 564kcal
塩分 2.2g
たんぱく質 9.7g
カリウム 437mg

マーボーはるさめ

中国風サラダ
（半量、ツナ抜き）

低たんぱくごはん

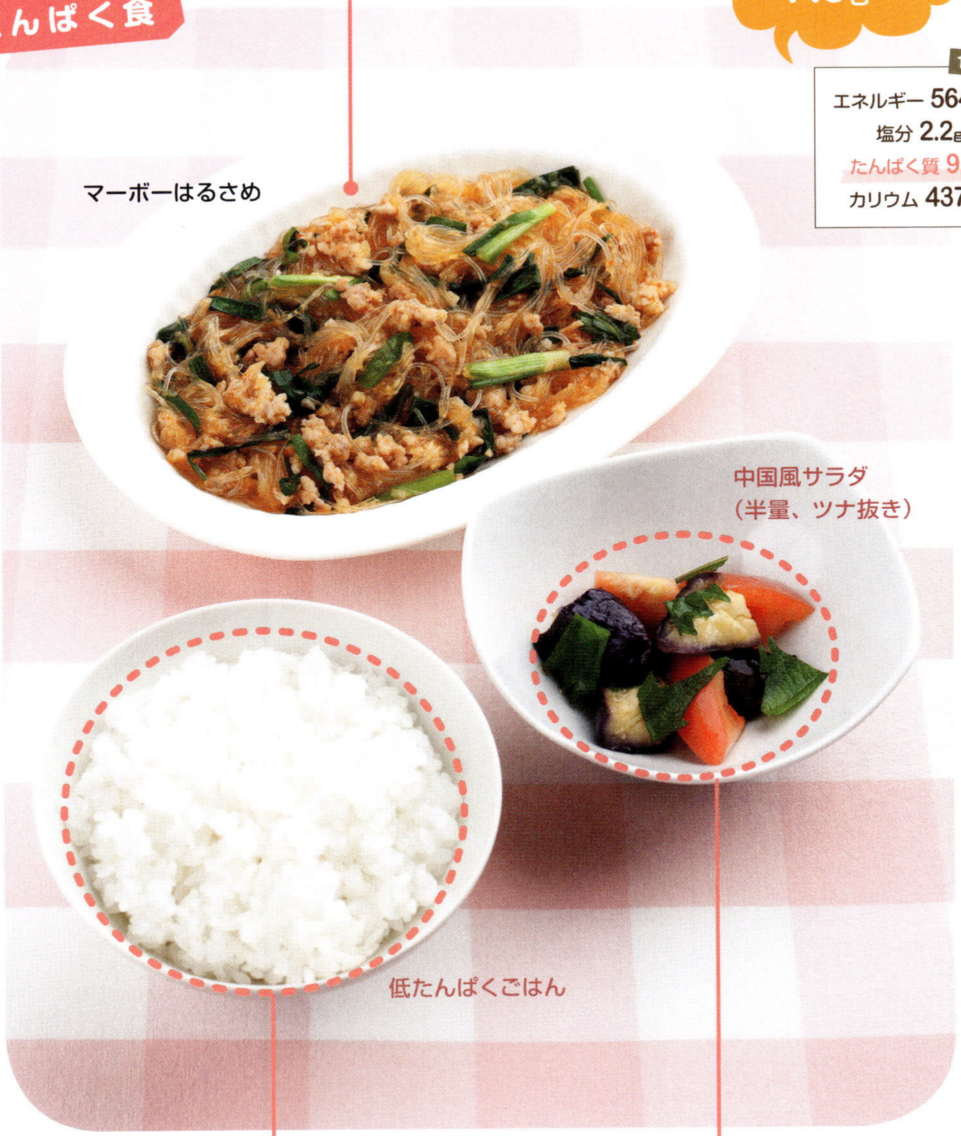

普通食と同じものを同じ量食べられるのは、低たんぱくごはんで主食のたんぱく質をおさえているおかげです。

ツナを除いてたんぱく質をカット。さらに、量も半分にしてカリウム量を減らしています。

34～35ページの献立の材料と作り方

普通食

かぼちゃのそぼろ煮

1人分	エネルギー 160kcal 塩分 0.6g たんぱく質 7.1g カリウム 419mg

材料（1人分）

かぼちゃ……60g
しめじ……15g
鶏ひき肉……30g
油……小さじ½（2g）
ⓐ しょうゆ……小さじ⅔（4g）
ⓐ 砂糖……小さじ⅔（2g）
ⓐ みりん……小さじ⅔（4g）
ⓐ 水……80mℓ
かたくり粉……小さじ⅔（2g）

作り方

1 かぼちゃは一口大に切る。しめじは石づきを除いてほぐす。
2 なべに油を熱し、鶏ひき肉、しめじをいためる。肉の色が変わってきたら、かぼちゃを加えてさらにいため、ⓐを加えて煮る。
3 水どきかたくり粉を加えてとろみをつける。

ねぎと大根のみそ汁

1人分	エネルギー 40kcal 塩分 1.4g たんぱく質 2.4g カリウム 262mg

材料（1人分）

ねぎ……20g
大根……60g
みそ……大さじ½強（10g）
だし……160mℓ

作り方

1 大根はいちょう切りに、ねぎは斜め切りにする。
2 なべにだしを入れて火にかけ、沸騰したら大根とねぎを加えて煮る。
3 大根に火が通ったら火を消し、みそをとく。煮立つ直前まで温めて器に盛る。

納豆

1人分	エネルギー 84kcal 塩分 0.7g たんぱく質 7.0g カリウム 284mg

材料（1人分）

納豆……1パック（40g）
しょうゆ……小さじ1弱（5g）
小ねぎの小口切り（あれば）……少量

作り方

納豆にしょうゆをかけて混ぜる。

ごはん（160g）

1人分	エネルギー 269kcal 塩分 0g たんぱく質 4.0g カリウム 46mg

低たんぱく食

かぼちゃのそぼろ煮

※普通食と同じ

ねぎと大根のみそ汁

1人分	エネルギー 20kcal 塩分 0.8g たんぱく質 1.1g カリウム 131mg

材料（1人分）

ねぎ……10g
大根……30g
みそ……小さじ1弱（5g）
だし……80mℓ

作り方

普通食と同じ。

こんにゃくのピリ辛いため

1人分	エネルギー 44kcal 塩分 0.4g たんぱく質 0.3g カリウム 29mg

材料（1人分）

こんにゃく……50g
ⓐ しょうゆ……小さじ½（3g）
ⓐ みりん……小さじ½（3g）
ⓐ 砂糖……小さじ⅓（1g）
赤とうがらしの小口切り……少量
ごま油……小さじ1弱（3g）

作り方

1 こんにゃくは一口大にちぎり、ゆでてあくを除く。
2 フライパンに油を熱し、1と赤とうがらしを入れていためる。
3 ⓐを合わせて加え、水けをとばすようにからめていためる。

低たんぱくごはん 1/25（180g）

1人分	エネルギー 292kcal 塩分 0g たんぱく質 0.2g カリウム 0mg

普通食

冷麺風そうめん

1人分	エネルギー 447kcal 塩分 3.5g たんぱく質 19.6g カリウム 390mg

材料（1人分）

- そうめん……1½束強（80g）
- ⓐ
  - 酢……大さじ1½弱（22g）
  - めんつゆ（3倍濃縮）……小さじ1弱（6g）
  - 砂糖……小さじ1（3g）
  - 鶏がらスープのもと…小さじ1（3g）
  - 水……180mℓ
- 卵……1個（50g）
- 焼き豚……20g
- キムチ……15g
- オクラ……2本（20g）
- ねぎ……10g
- いりごま……小さじ½（1g）

作り方

1. ⓐを混ぜ合わせてスープを作り、冷やす。
2. オクラはさっとゆでて小口切りにする。ねぎは白い部分を使って白髪ねぎにする。卵はゆでて半分に切る。焼き豚とキムチは食べやすく切る。
3. 沸騰した湯でそうめんを2分ゆでる。ゆで上がったらざるにあげ、冷水で洗う。
4. （低たんぱく食の場合のみ）3の水けをきり、手早くごま油をまぶす。
5. 器にそうめんを盛り、スープを入れ、2の具を盛りつけてごまをふる。

夏野菜の焼き浸し

1人分	エネルギー 118kcal 塩分 0.6g たんぱく質 1.4g カリウム 272mg

材料（1人分）

- ズッキーニ……40g
- なす……40g
- パプリカ（赤）……20g
- 油……小さじ2½（10g）
- めんつゆ（3倍濃縮）…小さじ1弱（6g）
- 水……大さじ2

作り方

1. ズッキーニとなすは輪切り、パプリカは1cm幅の半月切りにする。
2. フライパンに油を熱し、1の野菜を揚げ焼きにする。
3. めんつゆを水で割ってたれを作り、2の野菜を加え混ぜる。

低たんぱく食

冷麺風そうめん

1人分	エネルギー 435kcal 塩分 1.8g たんぱく質 6.7g カリウム 218mg

材料（1人分）

- **低たんぱくそうめん**……1½束（120g）
- ごま油……小さじ1弱（3g）
- ⓐ
  - 酢……大さじ1（15g）
  - めんつゆ（3倍濃縮）……小さじ¼強（2g）
  - 砂糖……小さじ⅔（2g）
  - 鶏がらスープのもと‥小さじ⅔（2g）
  - 水……120mℓ
- 卵……½個（25g）
- 焼き豚……10g
- キムチ……15g
- オクラ……2本（20g）
- ねぎ……10g
- いりごま……小さじ½（1g）

作り方

普通食と同じ。

POINT！

低たんぱくそうめんは、ゆでたあとめんがくっつきやすいので、ごま油をまぶしてほぐれやすくします。風味もよくなります。

夏野菜の焼き浸し

1人分	エネルギー 59kcal 塩分 0.3g たんぱく質 0.7g カリウム 136mg

材料（1人分）

- ズッキーニ……20g
- なす……20g
- パプリカ（赤）……10g
- 油……小さじ1¼（5g）
- めんつゆ……小さじ½弱（3g）
- 水……大さじ1

作り方

普通食と同じ。

普通食

サバの竜田揚げ

1人分　エネルギー 336kcal　塩分 1.0g
たんぱく質 16.8g　カリウム 306mg

材料（1人分）

サバ（切り身）…… 1切れ（80g）
ⓐ
- 酒 …… 小さじ2（10g）
- しょうゆ …… 小さじ1（6g）
- 砂糖 …… 小さじ$\frac{2}{3}$（2g）
- しょうがのすりおろし …小さじ$\frac{2}{3}$（4g）

かたくり粉 …… 小さじ2（6g）
揚げ油 …… 適量
レモン（皮つき）…… 20g（果汁6g）

作り方

1 ⓐを混ぜ合わせ、サバを30分ほど漬けこみ、下味をつける。
2 1の汁けをきり、かたくり粉をまぶして180℃に熱した油で揚げる。
3 器に盛り、くし切りにしたレモンを添える。

野菜のごまみそいため

1人分　エネルギー 110kcal　塩分 0.8g
たんぱく質 2.2g　カリウム 222mg

材料（1人分）

キャベツ …… 40g
ピーマン …… 30g
にんじん …… 20g
油 …… 小さじ1（4g）
ⓐ
- みそ …… 小さじ1（6g）
- 酒 …… 小さじ2強（12g）
- みりん …… 小さじ1（6g）
- いり白ごま …… 小さじ1（2g）

作り方

1 キャベツはざく切り、ピーマンはくし切り、にんじんは短冊切りにする。
2 フライパンに油を熱し、1の野菜をいためる。
3 野菜に火が通ったら、ⓐを混ぜ合わせて加え、いため合わせる。全体に味がからんだら、器に盛る。

たたききゅうりの梅あえ

1人分　エネルギー 13kcal　塩分 0.4g
たんぱく質 0.9g　カリウム 92mg

材料（1人分）

きゅうり …… 40g
梅干し（低塩のもの）…… 5g
削りガツオ …… 少量（0.5g）

作り方

1 梅干しをたたいてペースト状にし、削りガツオと水を少量混ぜる。
2 きゅうりを3～4cm長さに切り、キッチンペーパーに包んで包丁の柄でたたく。
3 1に2を加えてあえる。

フルーツ（メロン 50g）

1人分　エネルギー 21kcal　塩分 0g
たんぱく質 0.6g　カリウム 170mg

ごはん（160g）

1人分　エネルギー 269kcal　塩分 0g
たんぱく質 4.0g　カリウム 46mg

低たんぱく食

サバの竜田揚げ

1人分　エネルギー 169kcal　塩分 0.5g
たんぱく質 8.4g　カリウム 156mg

材料（1人分）

サバ（切り身）…… 小2切れ（40g）
ⓐ
- 酒 …… 小さじ1（5g）
- しょうゆ …… 小さじ$\frac{1}{2}$（3g）
- 砂糖 …… 小さじ$\frac{1}{3}$（1g）
- しょうがのすりおろし …小さじ$\frac{1}{3}$（2g）

かたくり粉 …… 小さじ1（3g）
揚げ油 …… 適量
レモン（皮つき）…… 20g（果汁6g）

作り方

普通食と同じ。

野菜のごまみそいため

1人分　エネルギー 55kcal　塩分 0.4g
たんぱく質 1.1g　カリウム 111mg

材料（1人分）

キャベツ …… 20g
ピーマン …… 15g
にんじん …… 10g
油 …… 小さじ$\frac{1}{2}$（2g）
ⓐ
- みそ …… 小さじ$\frac{1}{2}$（3g）
- 酒 …… 小さじ1強（6g）
- みりん …… 小さじ$\frac{1}{2}$（3g）
- いり白ごま …… 小さじ$\frac{1}{2}$（1g）

作り方

普通食と同じ。

たたききゅうりの梅あえ

※普通食と同じ

フルーツ

※普通食と同じ

低たんぱくごはん $\frac{1}{25}$（180g）

1人分　エネルギー 292kcal　塩分 0g
たんぱく質 0.2g　カリウム 0mg

ケース 4 パンが主食の**朝食**

普通食

目玉焼き

| 1人分 | エネルギー 99kcal　塩分 0.5g
たんぱく質 6.5g　カリウム 66mg |

材料（1人分）
- 卵 …………………………… 1個（50g）
- 油 …………………………… 小さじ½（2g）
- 塩 …………………………… ミニスプーン¼（0.3g）
- こしょう …………………… 少量
- キャベツ …………………… 20g

作り方
1. フライパンに油を熱して卵を割り入れ、好みのかたさに焼く。
2. 塩とこしょうをふり、キャベツのせん切りとともに器に盛る。

ウインナソテー

| 1人分 | エネルギー 137kcal　塩分 0.8g
たんぱく質 5.3g　カリウム 72mg |

材料（1人分）
- ウインナソーセージ ……… 2本（40g）
- 油 …………………………… 小さじ¼（1g）

作り方
フライパンに油を熱し、ウインナをいためる。

ピクルス

| 1人分 | エネルギー 40kcal　塩分 0.3g
たんぱく質 0.6g　カリウム 113mg |

材料（1人分）
- きゅうり、パプリカ、玉ねぎ …… 各20g
- ⓐ ┌ 酢 ………………………… 大さじ1（15g）
　　│ 水 ………………………… 小さじ2
　　│ 塩 ………………………… ミニスプーン¼（0.3g）
　　└ 砂糖 ……………………… 小さじ2弱（5g）

作り方
1. きゅうりは斜め切りに、パプリカは1cm幅に切る。玉ねぎはくし切りをさらに半分に切る。
2. ⓐを混ぜ合わせ、レンジで加熱し、ふつふつしてきたらとり出してあら熱をとる。
3. 2に1を入れ、1時間以上つける。味がなじんだら器に盛る。

POINT!
ピクルス液には、香りづけにローズマリーやローリエを入れてもよいでしょう。

野菜スープ

| 1人分 | エネルギー 41kcal　塩分 1.2g
たんぱく質 1.1g　カリウム 209mg |

材料（1人分）
- じゃが芋 …………………… 30g
- キャベツ …………………… 20g
- 玉ねぎ ……………………… 10g
- にんじん …………………… 5g
- 顆粒コンソメ ……………… 小さじ⅔（2g）
- 塩 …………………………… ミニスプーン¼（0.3g）
- 水 …………………………… 120㎖

作り方
1. じゃが芋、にんじん、玉ねぎはさいの目切りにし、キャベツは一口大に切る。
2. なべに水とコンソメを入れ、1を加えて煮る。塩で味をととのえる。

トースト

| 1人分 | エネルギー 194kcal　塩分 0.7g
たんぱく質 5.4g　カリウム 57mg |

材料（1人分）
- 食パン（6枚切り）………… 1枚（60g）
- マーマレードジャム ……… 15g

低たんぱく食

目玉焼き
※普通食と同じ（塩は除く）

じゃが芋のカレーソテー

材料（1人分）
- じゃが芋 …………………… 40g
- 油 …………………………… 小さじ¼（1g）
- カレー粉 …………………… ミニスプーン1強（0.5g）
- 塩 …………………………… ミニスプーン¼（0.3g）

ピクルス
※普通食と同じ

| 1人分 | エネルギー 41kcal　塩分 0.3g
たんぱく質 0.7g　カリウム 173mg |

作り方
1. じゃが芋はせん切りにして、水にさらす。
2. フライパンに油を熱して1をいため、カレー粉と塩で調味する。

紅茶（紅茶 120㎖、砂糖 5g）

| 1人分 | エネルギー 21kcal　塩分 0g
たんぱく質 0.1g　カリウム 10mg |

トースト（低たんぱくパン）

| 1人分 | エネルギー 306kcal　塩分 0.7g
たんぱく質 0.4g　カリウム 18mg |

材料（1人分）
- 低たんぱく食パン ………… 2枚（100g）
- マーマレードジャム ……… 15g

普通食

タラコクリームスパゲティ

1人分	エネルギー 527kcal　塩分 2.0g たんぱく質 22.8g　カリウム 375mg

材料（1人分）

スパゲティ（乾）……100g
ⓐ
- タラコ……40g
- 生クリーム……大さじ1$\frac{1}{3}$（20g）
- めんつゆ（三倍濃縮）……小さじ$\frac{1}{4}$強（2g）

焼きのり……1g
小ねぎの小口切り……3g

POINT!

タラコの塩分が味つけのポイントになります。ソース全体にタラコが行きわたるようによく混ぜ合わせましょう。

作り方

1 タラコは薄皮を除いてほぐす。大きめのボールにⓐを入れて混ぜ合わせる。
2 スパゲティを表示時間どおりにゆで、湯をきる。
3 2を1のボールに入れ、菜ばしかゴムべらでむらなくあえる。
4 器に盛り、刻んだ焼きのりと小ねぎを散らす。

水菜とシラスのサラダ

1人分	エネルギー 50kcal　塩分 0.5g たんぱく質 1.9g　カリウム 155mg

材料（1人分）

水菜……20g
レタス……20g
シラス干し……5g
ⓐ
- 酢……大さじ$\frac{1}{2}$強（8g）
- 砂糖……小さじ$\frac{1}{3}$（1g）
- しょうゆ……小さじ$\frac{1}{3}$（2g）
- 油……小さじ1弱（3g）

作り方

1 ⓐを混ぜ合わせてドレッシングを作る。
2 水菜は3～4cm長さに、レタスは太めの細切りにする。
3 2を1であえ、器に盛ってシラスをのせる。

フルーツ（オレンジ80g）

1人分	エネルギー 37cal　塩分 0g たんぱく質 0.7g　カリウム 144mg

低たんぱく食

タラコクリームスパゲティ

1人分	エネルギー 469kcal　塩分 1.7g たんぱく質 8.5g　カリウム 156mg

材料（1人分）

低たんぱくスパゲティ（乾）……100g
ⓐ
- タラコ……30g
- 生クリーム……15g
- めんつゆ（三倍濃縮）……2g

焼きのり……1g
小ねぎの小口切り……3g

作り方

普通食と同じ。

POINT!

ソースの量は普通食の4分の3に減らしますが、作り方はまったく同じ。ソースをスパゲティにむらなくからめるのがポイントです。

フルーツ

※普通食と同じ

水菜のサラダ

1人分	エネルギー 44kcal　塩分 0.3g たんぱく質 0.7g　カリウム 144mg

材料（1人分）

水菜……20g
レタス……20g
ⓐ
- 酢……大さじ$\frac{1}{2}$強（8g）
- 砂糖……小さじ$\frac{1}{3}$（1g）
- しょうゆ……小さじ$\frac{1}{3}$（2g）
- 油……小さじ1弱（3g）

作り方

普通食と同じ（シラスはのせない）。

44～45ページの献立の材料と作り方

ケース6 中国風メニューの夕食

普通食

マーボーはるさめ

1人分｜エネルギー 243kcal　塩分 1.9g　たんぱく質 8.9g　カリウム 316mg

材料（1人分）

- 緑豆はるさめ……20g
- 豚ひき肉……40g
- ⓐ
  - 豆板醤……小さじ$\frac{1}{4}$強（2g）
  - しょうがのみじん切り……小さじ$\frac{1}{2}$（2g）
  - にんにくのみじん切り……小さじ$\frac{1}{2}$（2g）
  - ねぎ……20g
- にら……20g
- ⓑ
  - 水……70mℓ
  - 顆粒中華だし……小さじ$\frac{2}{3}$（2g）
  - みそ……小さじ$\frac{1}{3}$（2g）
  - しょうゆ……小さじ$\frac{1}{3}$（2g）
  - 砂糖……小さじ$\frac{2}{3}$（2g）
  - 酒……大さじ1（15g）
- ごま油……小さじ$\frac{1}{2}$（2g）
- かたくり粉……小さじ1（3g）

作り方

1 はるさめは表示時間よりも短めにゆでてざるにあげ、食べやすい長さに切る。にらは3～4cm長さに切る。ⓐのねぎはみじん切りにする。
2 フライパンにごま油を熱し、豚ひき肉とⓐを入れて香りが出るまでいためる。
3 はるさめを入れ、ⓑを混ぜ合わせて加えて、ひと煮立ちさせる。
4 にらを入れて混ぜ、水どきかたくり粉を加えてとろみをつける。

POINT！
はるさめを加えてから少し煮るので、最初にゆでるときは、ややかためにとどめておくと、でき上がりがちょうどよいやわらかさになります。

中国風サラダ

1人分｜エネルギー 110kcal　塩分 0.8g　たんぱく質 4.7g　カリウム 288mg

材料（1人分）

- なす……60g
- トマト……40g
- ツナ油漬け缶詰め……20g
- 青じそ……2g
- ⓐ
  - 酢……小さじ2（10g）
  - しょうゆ……小さじ$\frac{2}{3}$（4g）
  - 砂糖……小さじ1（3g）
  - ごま油……小さじ$\frac{1}{2}$（2g）

作り方

1 なすは洗ってラップに包み、電子レンジで1分半程度加熱し火を通す（なすを丸ごと使う場合は皮にフォークで穴をあける）。
2 1のなすとトマトを乱切りにする。しそはあらく刻む。
3 ⓐを混ぜ合わせ、2とツナを加えてあえる。

ごはん（160g）

1人分｜エネルギー 269kcal　塩分 0g　たんぱく質 4.0g　カリウム 46mg

低たんぱく食

マーボーはるさめ

※普通食と同じ

低たんぱくごはん $\frac{1}{25}$（180g）

1人分｜エネルギー 292kcal　塩分 0g　たんぱく質 0.2g　カリウム 0mg

中国風サラダ

1人分｜エネルギー 29kcal　塩分 0.3g　たんぱく質 0.6g　カリウム 121mg

材料（1人分）

- なす……30g
- トマト……20g
- 青じそ……1g
- ⓐ
  - 酢……小さじ1（5g）
  - しょうゆ……小さじ$\frac{1}{3}$（2g）
  - 砂糖……小さじ$\frac{1}{2}$（1.5g）
  - ごま油……小さじ$\frac{1}{4}$（1g）

作り方

普通食と同じ（ツナは入れない）。

POINT！
なすをきゅうりにかえればさらに手軽。たたききゅうりにすると味がよくなじみます。

column

低たんぱく食品は強い味方！

この本では、たんぱく質一日 40g 以下の献立では、すべての食事で低たんぱく食品（治療用特殊食品）を主食として使用しています。その理由を説明しましょう。

下の例でもわかるように、食事中の総たんぱく質量のうち、主食からのたんぱく質量は大きな割合をしめます。しかし、主食に含まれるたんぱく質の多くは植物性たんぱく質で、肉や魚などの動物性たんぱく質よりもアミノ酸スコアが低いという特徴があります。アミノ酸スコアはたんぱく質の質を示す数値で、アミノ酸スコアが高いほど質のよいたんぱく質といえます。動物性たんぱく質である肉や魚はアミノ酸スコアが 100 と高く、優先して摂取したい良質なたんぱく質なのです。

そこで、たんぱく質制限がある場合は、主食からのたんぱく質を減らすことが必要になります。かといって、主食を減らせば摂取エネルギーが減少し、体重減少や低栄養を招き、結果として腎臓に負担をかけてしまうことになります。その点、主食を低たんぱく食品におきかえれば、主食から摂取するたんぱく質量を減らしつつ、必要なエネルギーを確保することができるのです。

もし、低たんぱく食品を使用せずに低たんぱく食を実施すると、良質なたんぱく質の摂取量が減るうえにエネルギー不足も生じ、食事療法の充分な効果は期待できません。減らしたエネルギーを確保するために油脂類や砂糖などの使用量を増やしてしまうと、油っぽく、甘い味つけの食事ばかりとなり、毎日継続して食事療法を行なうことが難しくなってきます。食事は日常的なことがらでありながら、治療に大きな影響をもたらします。長く続けられる方法を考えていくことが、食事療法を成功させるコツです。

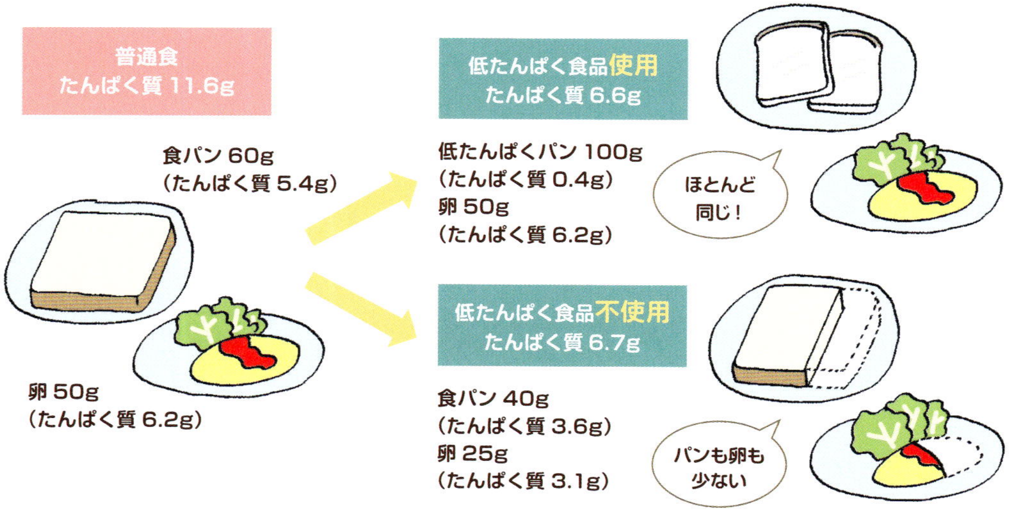
普通食
たんぱく質 11.6g
食パン 60g
（たんぱく質 5.4g）
卵 50g
（たんぱく質 6.2g）
低たんぱく食品使用
たんぱく質 6.6g
低たんぱくパン 100g
（たんぱく質 0.4g）
卵 50g
（たんぱく質 6.2g）
ほとんど同じ！
低たんぱく食品不使用
たんぱく質 6.7g
食パン 40g
（たんぱく質 3.6g）
卵 25g
（たんぱく質 3.1g）
パンも卵も少ない

part 3

たんぱく質
30g・40g・50gの一日献立

糖尿病腎症の病期によって、たんぱく質制限の程度は異なります。
ここでは、一日のたんぱく質量が30g、40g、50gとなる
朝・昼・夕の献立をそれぞれ紹介します。
一日のエネルギー量も1600kcal、1800kcal、2000kcalと変えてありますので、
各献立の左下にあるエネルギー調整のポイントを参考にしながら、
自分に合ったエネルギー量に調整してください。

朝食

一日のエネルギー量 約1600kcal

たんぱく質30gの一日献立

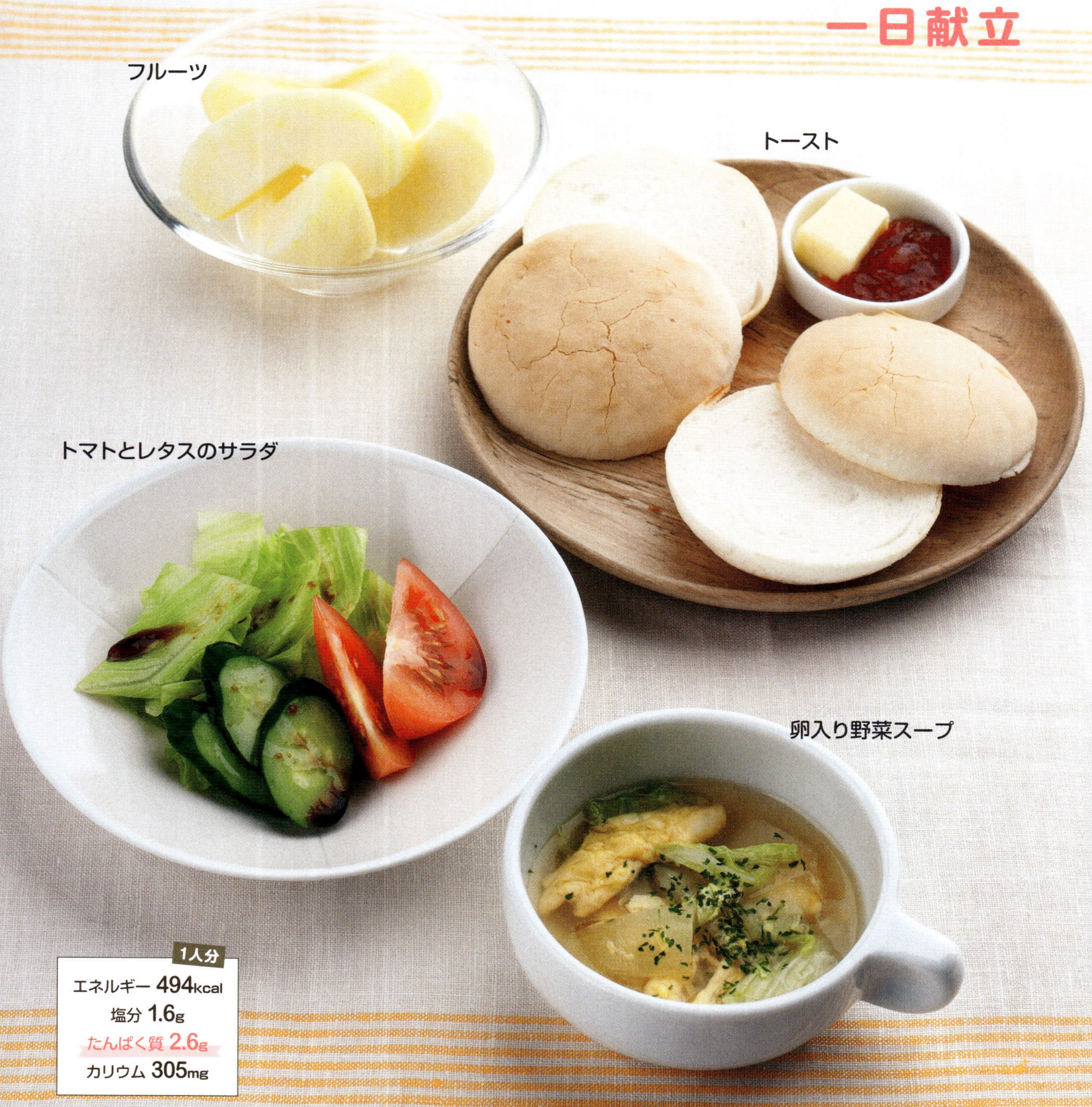
フルーツ
トースト
トマトとレタスのサラダ
卵入り野菜スープ

1人分

エネルギー 494kcal
塩分 1.6g
たんぱく質 2.6g
カリウム 305mg

たんぱく質を控えることで、生の野菜やフルーツも楽しめる献立です。
サラダは手作りドレッシングで減塩。卵は少量ですが、スープに入れると存在感が出ます。

トースト

1人分	エネルギー 350kcal　塩分 0.6g たんぱく質 0.4g　カリウム 20mg

材料（1人分）

低たんぱくパン……100g
無塩バター……5g
いちごジャム……10g

作り方

パンをトースターで5分ほど焼き、バターとジャムを塗る。

フルーツ（りんご 100g）

1人分	エネルギー 57kcal　塩分 0g たんぱく質 0.1g　カリウム 120mg

トマトとレタスのサラダ

1人分	エネルギー 36kcal　塩分 0.6g たんぱく質 0.6g　カリウム 98mg

材料（1人分）

トマト……20g
レタス……10g
きゅうり……10g
ⓐ 酢……小さじ1（5g）
ⓐ 砂糖……小さじ⅔（2g）
ⓐ しょうゆ……小さじ⅔（4g）
ⓐ 油……小さじ½（2g）

作り方

1 トマトはくし切り、レタスは2cmの色紙切り、きゅうりは厚さ3mmの斜め切りにして器に盛りつける。
2 ⓐを混ぜ合わせ、1にかける。

卵入り野菜スープ

1人分	エネルギー 51kcal　塩分 0.4g たんぱく質 1.5g　カリウム 67mg

材料（1人分）

とき卵……10g
白菜……15g
玉ねぎ……10g
オリーブ油……小さじ1弱（3g）
水……120mℓ
顆粒コンソメ……小さじ⅓（1g）
塩……ミニスプーン⅓強（0.5g）
パセリ（乾）……少量

作り方

1 白菜、玉ねぎは食べやすい大きさに切る。
2 なべにオリーブ油を熱して1の野菜をいためる。水を入れ、煮立ったらコンソメを加えて煮る。
3 野菜がやわらかくなったら卵を加え、塩で調味してパセリを散らす。

UP!
エネルギーを増やすには…

卵入り野菜スープに、はるさめを8g追加で、28kcalアップ。トーストをセサミトースト（91ページ）に変更すると、23kcalアップ（たんぱく質も2.0g増）。

DOWN!
エネルギーを減らすには…

卵入り野菜スープは、野菜をいためずに作りましょう。なべに水、コンソメ、野菜を入れて煮ます。油を使わない分、エネルギーを28kcal減らせます。

昼食

一日のエネルギー量 約1600kcal

たんぱく質30gの一日献立

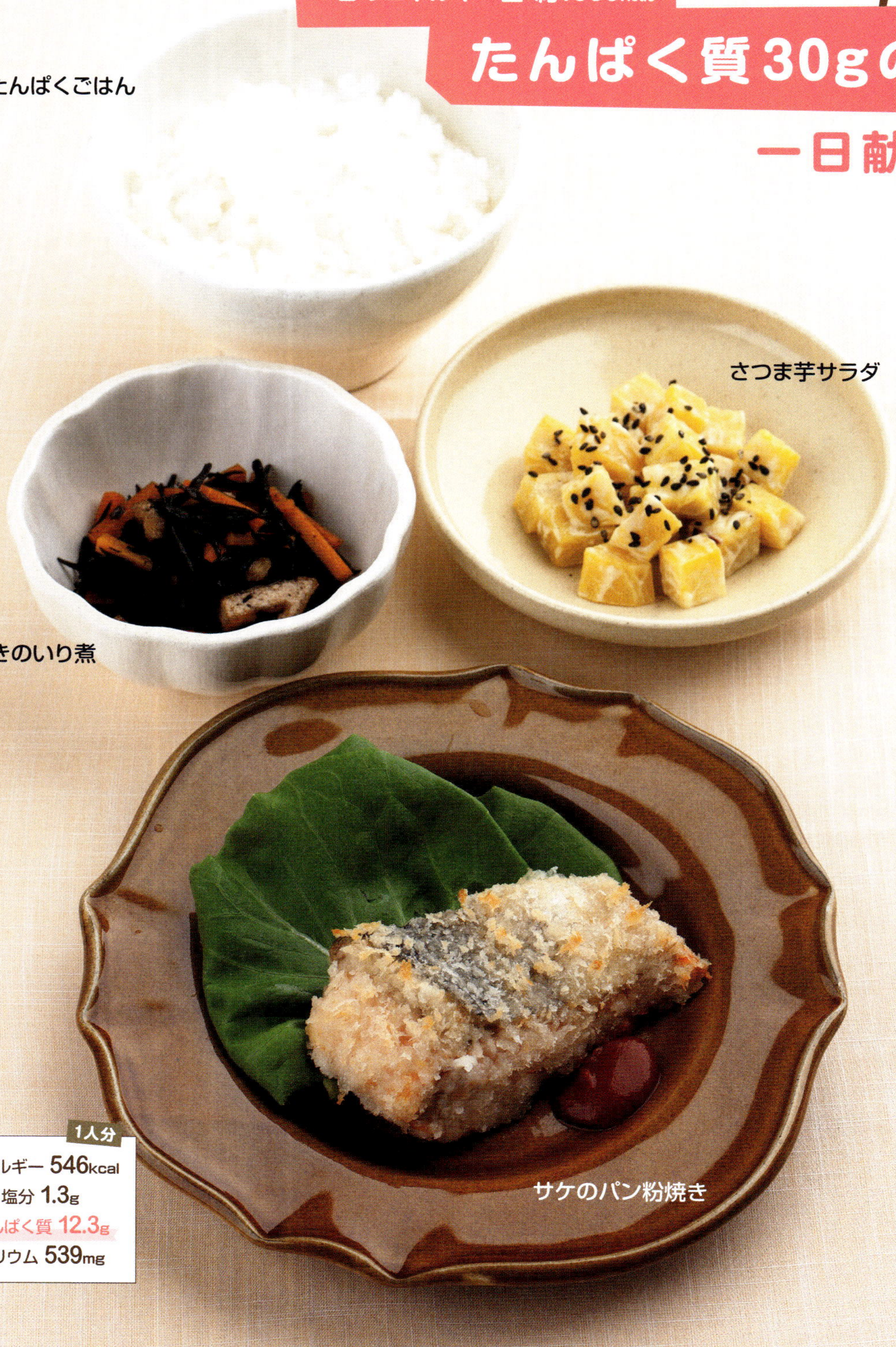

低たんぱくごはん

さつま芋サラダ

ひじきのいり煮

サケのパン粉焼き

1人分

エネルギー 546kcal
塩分 1.3g
たんぱく質 12.3g
カリウム 539mg

衣を香ばしく焼いたパン粉焼きは、量少なめ・塩分控えめでも満足度の高い一品。
甘味のあるさつま芋サラダ、ごはんが進むひじきのいり煮と、味のバリエーションも豊富です。

さつま芋サラダ

1人分	エネルギー 78kcal　塩分 0.4g たんぱく質 0.6g　カリウム 147mg

材料（1人分）

さつま芋……30g
塩……ミニスプーン1/4(0.3g)
マヨネーズ……小さじ1 1/4(5g)
いり黒ごま……ミニスプーン1強(0.5g)

作り方

1 さつま芋は皮をむき、1cm角のさいの目切りにしてゆでる。
2 1のさつま芋を塩、マヨネーズであえ、黒ごまをかける。

低たんぱくごはん 1/25 (180g)

1人分	エネルギー 292kcal　塩分 0g たんぱく質 0.2g　カリウム 0mg

ひじきのいり煮

1人分	エネルギー 66kcal　塩分 0.6g たんぱく質 1.9g　カリウム 204mg

材料（1人分）

ひじき（乾）……2g
にんじん……8g
油揚げ……5g
油……小さじ1弱(3g)
ⓐ カツオ昆布だし……60mℓ
ⓐ 砂糖……小さじ2/3(2g)
ⓐ しょうゆ……小さじ1/2(3g)

作り方

1 ひじきは水でもどし、油揚げは熱湯でゆでて油抜きする。
2 にんじん、油揚げは長さ2cmの細切りにする。
3 1と2を油でいため、油がなじんだらⓐを加え、味がしみるまで弱火で煮る。

サケのパン粉焼き

1人分	エネルギー 110kcal　塩分 0.3g たんぱく質 9.7g　カリウム 188mg

材料（1人分）

生ザケ（切り身）……1切れ(40g)
［パン粉（乾）……大さじ1(3g)
　油……小さじ1弱(3g)］
［小麦粉……小さじ1(3g)
　水……5mℓ］
トマトケチャップ……小さじ1弱(5g)
サラダ菜……5g

作り方

1 パン粉に油を混ぜる。
2 小麦粉を水でとき、サケをくぐらせ、1をつける。
3 180℃のオーブンで20分焼いて火を通す。好みの焼き目になるまで追加で加熱する。
4 サラダ菜を敷いた器に盛り、ケチャップをかける。

UP!

エネルギーを増やすには…

鮭のパン粉焼きを鮭フライに変更で18kcalアップ。パン粉に油を混ぜず、衣をつけて油で揚げます。さらに、ごはんを200gに増やし32kcalアップ。

DOWN!

エネルギーを減らすには…

ひじきのいり煮から油を除き、いためずに煮れば、28kcal減。さつまいもサラダからマヨネーズを除くと、35kcal減（たんぱく質と塩分も各0.1g減）。

夕食

一日のエネルギー量 約1600kcal

たんぱく質30gの一日献立

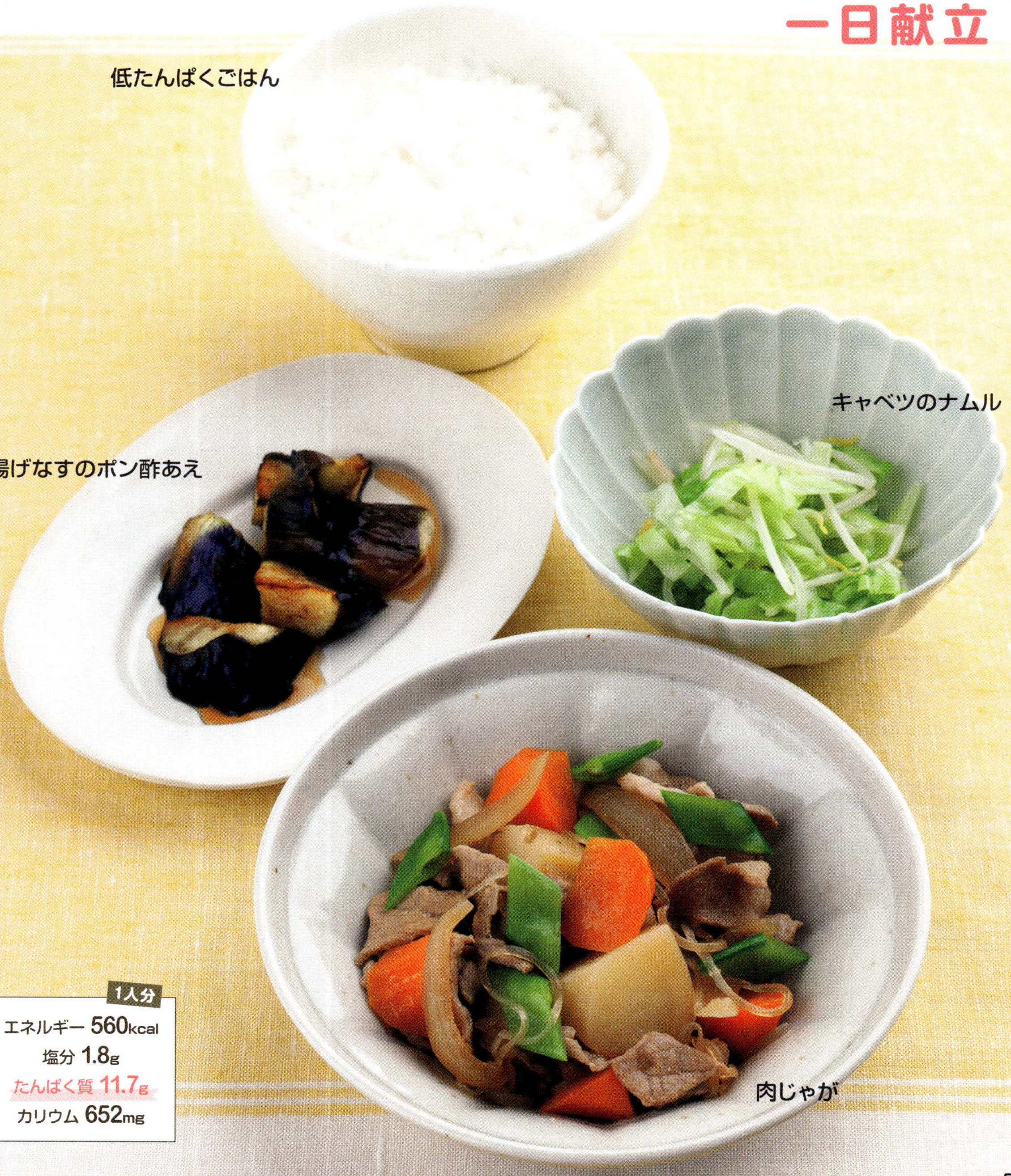

低たんぱくごはん

揚げなすのポン酢あえ

キャベツのナムル

肉じゃが

1人分	
エネルギー	560kcal
塩分	1.8g
たんぱく質	11.7g
カリウム	652mg

じゃが芋にはカリウムが多く含まれるため、肉じゃがはじゃが芋少なめで作ります。
副菜２品は、肉じゃがを煮ている間にさっと作れる手軽なメニューです。

キャベツのナムル

1人分	エネルギー 37kcal　塩分 0.3g たんぱく質 0.6g　カリウム 67mg

材料（1人分）

キャベツ……30g
もやし……10g
ごま油……小さじ1弱（3g）
塩……ミニスプーン$\frac{1}{4}$（0.3g）

作り方

1 キャベツはもやしの幅に合わせて細切りにする。
2 キャベツともやしをゆでて湯をきり、ごま油と塩で味つけする。

低たんぱくごはん $\frac{1}{25}$（180g）

1人分	エネルギー 292kcal　塩分 0g たんぱく質 0.2g　カリウム 0mg

揚げなすのポン酢あえ

1人分	エネルギー 41kcal　塩分 0.2g たんぱく質 0.7g　カリウム 121mg

材料（1人分）

なす……50g
揚げ油……適量
ポン酢しょうゆ……小さじ$\frac{2}{3}$（4g）

作り方

1 なすを乱切りにして水にさらす。
2 なすの水けをよくきり、170℃の油で全体がカリッと色鮮やかになるよう3分ほど揚げる。
3 素揚げしたなすの油をきり、ポン酢しょうゆであえる。

肉じゃが

1人分	エネルギー 190kcal　塩分 1.3g たんぱく質 10.2g　カリウム 464mg

材料（1人分）

豚もも肉（脂身つき）……40g
じゃが芋（皮つき）……40g
玉ねぎ……20g
にんじん……10g
しらたき……15g
さやえんどう……8g
油……小さじ$1\frac{1}{4}$（5g）
カツオ昆布だし……80ml
ⓐ砂糖……小さじ$1\frac{1}{3}$（4g）
ⓐみりん……小さじ$\frac{1}{3}$（2g）
ⓐしょうゆ……大さじ$\frac{1}{2}$弱（8g）

作り方

1 豚肉は一口大に切る。じゃが芋、にんじんは乱切りに、玉ねぎはくし切りにする。
2 しらたきは食べやすい長さに、さやえんどうは幅1cmの斜め切りにしてそれぞれ下ゆでしておく。
3 じゃが芋、にんじん、玉ねぎを油でいためる。油がなじんだらだしを加え、豚肉を入れ弱火で煮る。
4 あくを除いてⓐを加え、しらたきを入れてさらに煮る。
5 具材が煮えて味がしみたら、さやえんどうを加える。軽くなべをふり全体をなじませる。

UP!
エネルギーを増やすには…

ごはんを200gに増やして32kcalアップ。低たんぱくごはんなので、たんぱく質の増加は0.02gとごくわずかです。

DOWN!
エネルギーを減らすには…

揚げなすのポン酢あえは、なすを油で揚げずに作ると、26kcalダウン。なすはラップに包んで電子レンジで加熱し、食べやすく切ってあえます。

朝食

一日のエネルギー量 約1800kcal

たんぱく質40gの一日献立①

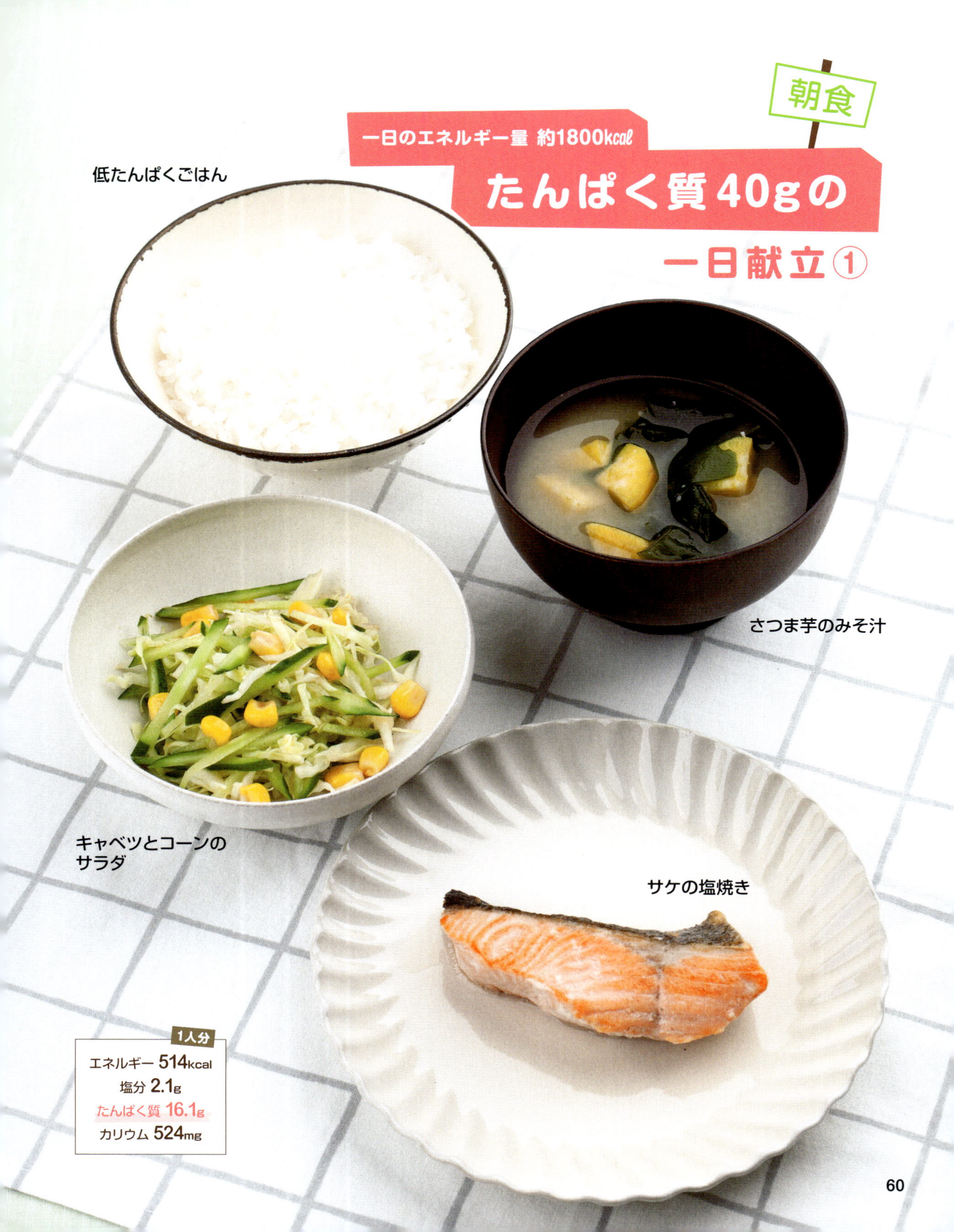

低たんぱくごはん
さつま芋のみそ汁
キャベツとコーンのサラダ
サケの塩焼き

1人分

エネルギー 514kcal
塩分 2.1g
たんぱく質 16.1g
カリウム 524mg

塩分を控えるために、みそ汁は量を少なめにしてあります。
カリウム制限がある場合は、具のさつま芋をカリウムの少ないもやしなどにするとよいでしょう。

さつま芋のみそ汁

1人分	エネルギー 45kcal　塩分 1.2g たんぱく質 1.7g　カリウム 228mg

材料（1人分）

さつま芋……………………20g
わかめ（乾）………………0.5g
カツオ昆布だし……………120mℓ
みそ……………大さじ1/2弱（8g）

作り方

1 さつま芋は皮をむいていちょう切りにする。わかめは水でもどして食べやすい大きさに切る。
2 だしにさつま芋を入れて火にかけ、やわらかくなったらわかめを入れ、みそをとき入れる。

低たんぱくごはん 1/25（180g）

1人分	エネルギー 292kcal　塩分 0g たんぱく質 0.2g　カリウム 0mg

キャベツとコーンのサラダ

1人分	エネルギー 42kcal　塩分 0.3g たんぱく質 0.8g　カリウム 85mg

材料（1人分）

キャベツ……………………20g
きゅうり……………………15g
コーン缶詰め（ホール）……5g
しょうゆ…………小さじ1/3（2g）
酢…………ミニスプーン2（2g）
油…………小さじ1弱（3g）

作り方

1 キャベツときゅうりはせん切りにする。
2 1の野菜とコーン、調味料をすべて混ぜ合わせ、器に盛る。

サケの塩焼き

1人分	エネルギー 135kcal　塩分 0.6g たんぱく質 13.4g　カリウム 211mg

材料（1人分）

生ザケ（切り身）…………1切れ（60g）
油…………大さじ1/2（6g）
塩…………ミニスプーン1/2（0.6g）

作り方

1 フライパンに油を熱し、サケを両面焼く。
2 しっかり焼けて火が通ったら、塩をふって味つけする。

POINT!

たんぱく質制限があるとエネルギーが不足しがちなので、魚はフライパンに油を引いて焼きます。魚焼きグリルで焼くより、後かたづけも簡単。

UP!

エネルギーを増やすには…

ごはんを200gに増やして32kcalアップします。

DOWN!

エネルギーを減らすには…

サケの塩焼きの調理法を変更。オーブンや魚焼きグリルで焼きましょう。油を使わない分、46kcal減らすことができます。

昼食

一日のエネルギー量 約1800kcal

たんぱく質40gの一日献立①

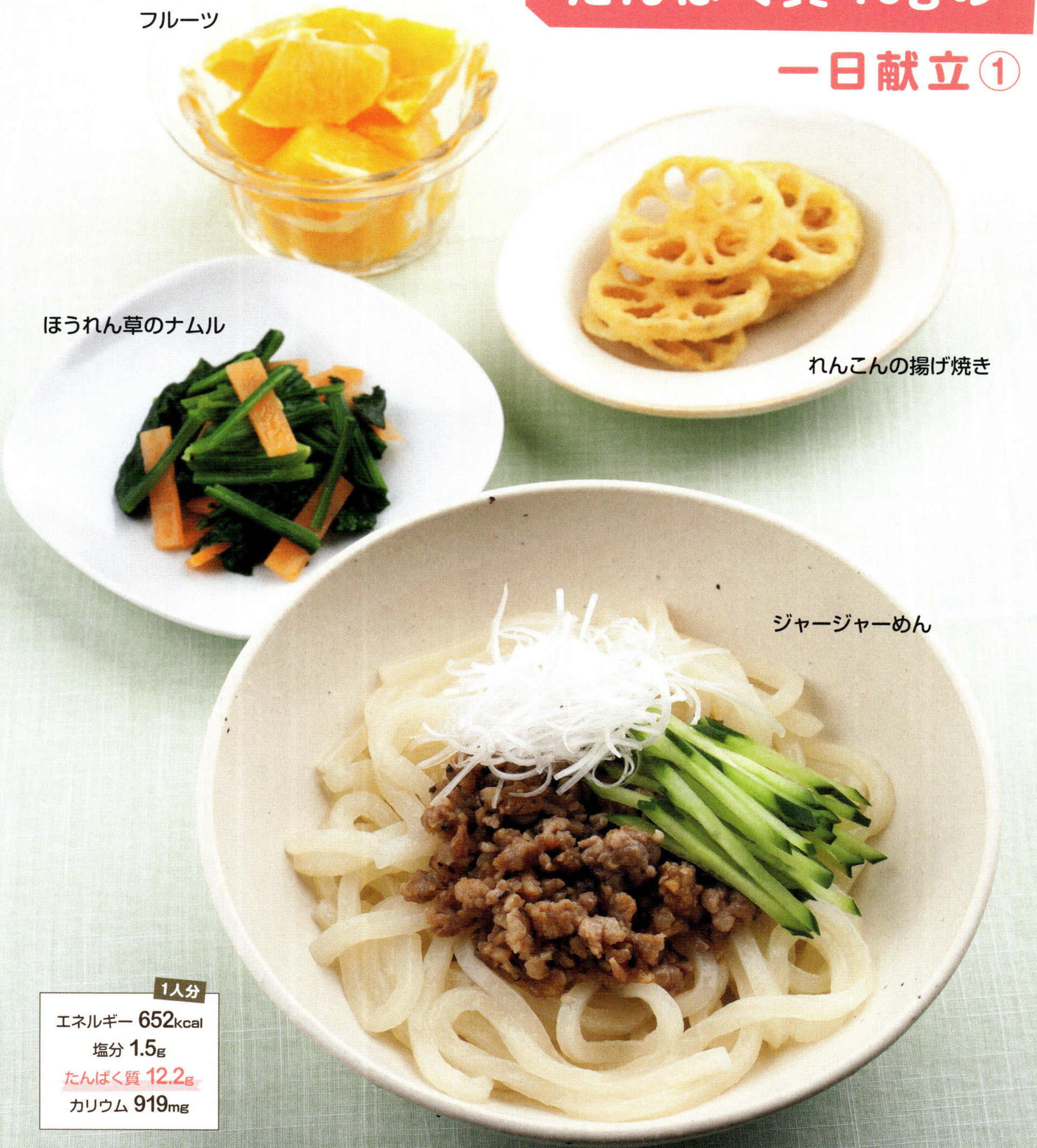
フルーツ
ほうれん草のナムル
れんこんの揚げ焼き
ジャージャーめん

1人分

エネルギー 652kcal
塩分 1.5g
たんぱく質 12.2g
カリウム 919mg

たんぱく質をほとんど含まない「でんぷんうどん」を使えば、肉みそもしっかり食べられます。
さらに、肉みそにはきのこを加えてボリュームアップ！ 満足感が得られるメニューです。

ほうれん草のナムル

1人分	エネルギー 39kcal 塩分 0.2g たんぱく質 1.0g カリウム 325mg

材料（1人分）

- ほうれん草……45g
- にんじん……5g
- 塩……ミニスプーン1/6（0.2g）
- ごま油……小さじ1弱（3g）

作り方

1 ほうれん草は一口大に切り、にんじんは幅8mmの短冊切りにする。
2 1の野菜をゆで、火が通ったら、塩とごま油で味つけする。

POINT!

ほうれん草の代わりに青梗菜を使うとカリウムが191mg減。さらにフルーツをやめれば、献立全体のカリウム量は599mgにおさえられます。

れんこんの揚げ焼き

1人分	エネルギー 91kcal 塩分 0g たんぱく質 0.9g カリウム 187mg

材料（1人分）

- れんこん……40g
- かたくり粉……小さじ2弱（5g）
- カレー粉……ミニスプーン1強（0.5g）
- 油……適量

作り方

1 れんこんは5mm厚さの輪切りにして水にさらす。
2 れんこんの水けをよくきり、かたくり粉とカレー粉を合わせたものをまぶす。
3 多めの油で揚げ焼きにする。

フルーツ（オレンジ 100g）

1人分	エネルギー 39kcal 塩分 0g たんぱく質 1.0g カリウム 140mg

ジャージャーめん

1人分	エネルギー 483kcal 塩分 1.3g たんぱく質 9.3g カリウム 267mg

材料（1人分）

- でんぷんうどん（冷凍）……200g
- 豚ひき肉……40g
- しめじ……10g
- エリンギ……10g
- 油……大さじ1/2（6g）
- ⓐ みそ……大さじ1/2弱（8g）
- ⓐ しょうゆ……小さじ1/3（2g）
- ⓐ 砂糖……小さじ1 1/3（4g）
- かたくり粉……小さじ1/3（1g）
- きゅうり……15g
- ねぎ……3g

作り方

1 うどんは表示どおりにゆでる。
2 エリンギとしめじを細かく刻み、豚肉とともに油でいためる。
3 火が通ったら、ⓐを混ぜ合わせて加え、味つけする。水どきかたくり粉でとろみをつける。
4 きゅうりはせん切りにし、ねぎは白い部分を使って白髪ねぎにする。
5 うどんの上に3の肉みそ、4のきゅうり、白髪ねぎの順に盛りつける。

UP!

エネルギーを増やすには…

ジャージャーめんのでんぷんうどんを250gに増やして73kcalアップ。ほうれん草のナムルに春雨3gを追加して、さらに11kcalアップ。

DOWN!

エネルギーを減らすには…

ジャージャーめんの2の工程で、油を使わず水で蒸し煮にすると、55kcal減。れんこんの揚げ焼きは、揚げずに2gの油でソテーにすると28kcal減。

夕食

一日のエネルギー量 約1800kcal

たんぱく質40gの一日献立①

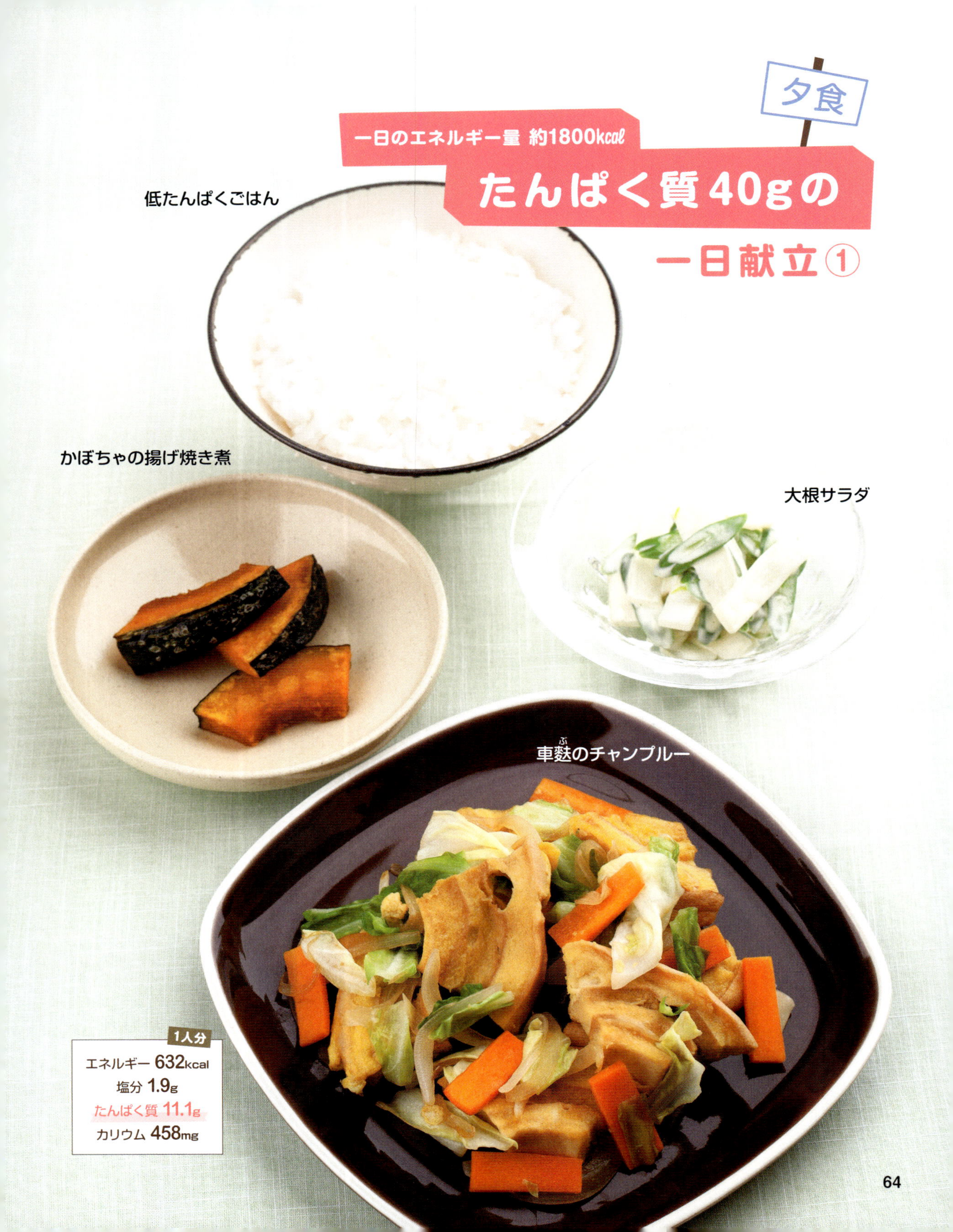

低たんぱくごはん
かぼちゃの揚げ焼き煮
大根サラダ
車麩《ぶ》のチャンプルー

1人分

エネルギー 632kcal
塩分 1.9g
たんぱく質 11.1g
カリウム 458mg

チャンプルーは、肉の代わりに車麩《ぶ》を使うことでたんぱく質もカリウム、リンも控えられます。かぼちゃの揚げ焼き煮はしっかり味、大根サラダはあっさり味と、メリハリのある献立です。

大根サラダ

1人分	エネルギー 78kcal 塩分 0.2g たんぱく質 0.4g カリウム 96mg

材料（1人分）

- 大根……30g
- さやいんげん……10g
- マヨネーズ……小さじ2 $\frac{1}{2}$(10g)

作り方

1 大根は幅8mmの短冊切りに、いんげんは2〜3cm長さの斜め切りにする。

2 切った野菜をゆでて冷水にとる。

3 2の水けをよくきり、マヨネーズであえる。

低たんぱくごはん $\frac{1}{25}$ (180g)

1人分	エネルギー 292kcal 塩分 0g たんぱく質 0.2g カリウム 0mg

かぼちゃの揚げ焼き煮

1人分	エネルギー 74kcal 塩分 0.3g たんぱく質 1.0g カリウム 188mg

材料（1人分）

- かぼちゃ……40g
- 油……適量
- ⓐ 砂糖……小さじ $\frac{2}{3}$(2g)
- ⓐ しょうゆ……小さじ $\frac{1}{3}$(2g)
- ⓐ 水……50mℓ

作り方

1 かぼちゃを一口大に切り、多めの油で揚げ焼きにして火を通す。

2 なべにⓐを合わせ、1を熱いうちに加えてさっと煮る。

POINT!

一度揚げ焼きにすることで、エネルギーアップするだけでなく、味がしみこみやすくなり、少ない調味料でもしっかりとした味つけになります。

車麩《ぶ》のチャンプルー

1人分	エネルギー 188kcal 塩分 1.4g たんぱく質 9.5g カリウム 174mg

材料（1人分）

- 焼き麩《ふ》(車麩《ぶ》)……18g
- 卵……$\frac{1}{2}$個(25g)
- キャベツ……20g
- 玉ねぎ……20g
- にんじん……10g
- 油……大さじ $\frac{1}{2}$(6g)
- ⓐ みりん……小さじ $\frac{1}{3}$(2g)
- ⓐ しょうゆ……小さじ1弱(5g)
- ⓐ 塩……ミニスプーン $\frac{1}{3}$ 強(0.5g)

作り方

1 水でもどした車麩《ぶ》を $\frac{1}{6}$ に切り、といた卵に浸してしばらくおく。

2 1をフライパンでこんがり焼き、焼き上がったら器にとる。

3 キャベツは一口大、にんじんは幅8mmの短冊切り、玉ねぎは薄切りにし、油でいためる。

4 野菜に火が通ったら2をもどし入れ、ⓐを加えて調味する。

UP!

エネルギーを増やすには…

大根サラダの味つけをガーリックマヨソース(90ページ)にすると15kcal増(塩分は0.1g増)。ごはんも200gに増やして、さらに32kcalアップ。

DOWN!

エネルギーを減らすには…

かぼちゃの揚げ焼き煮をかぼちゃの甘煮に変更すると、20kcal減らせます。油で揚げ焼きにする工程を省き、煮汁でそのまま煮てください。

朝食

一日のエネルギー量 約1800kcal

たんぱく質40gの一日献立②

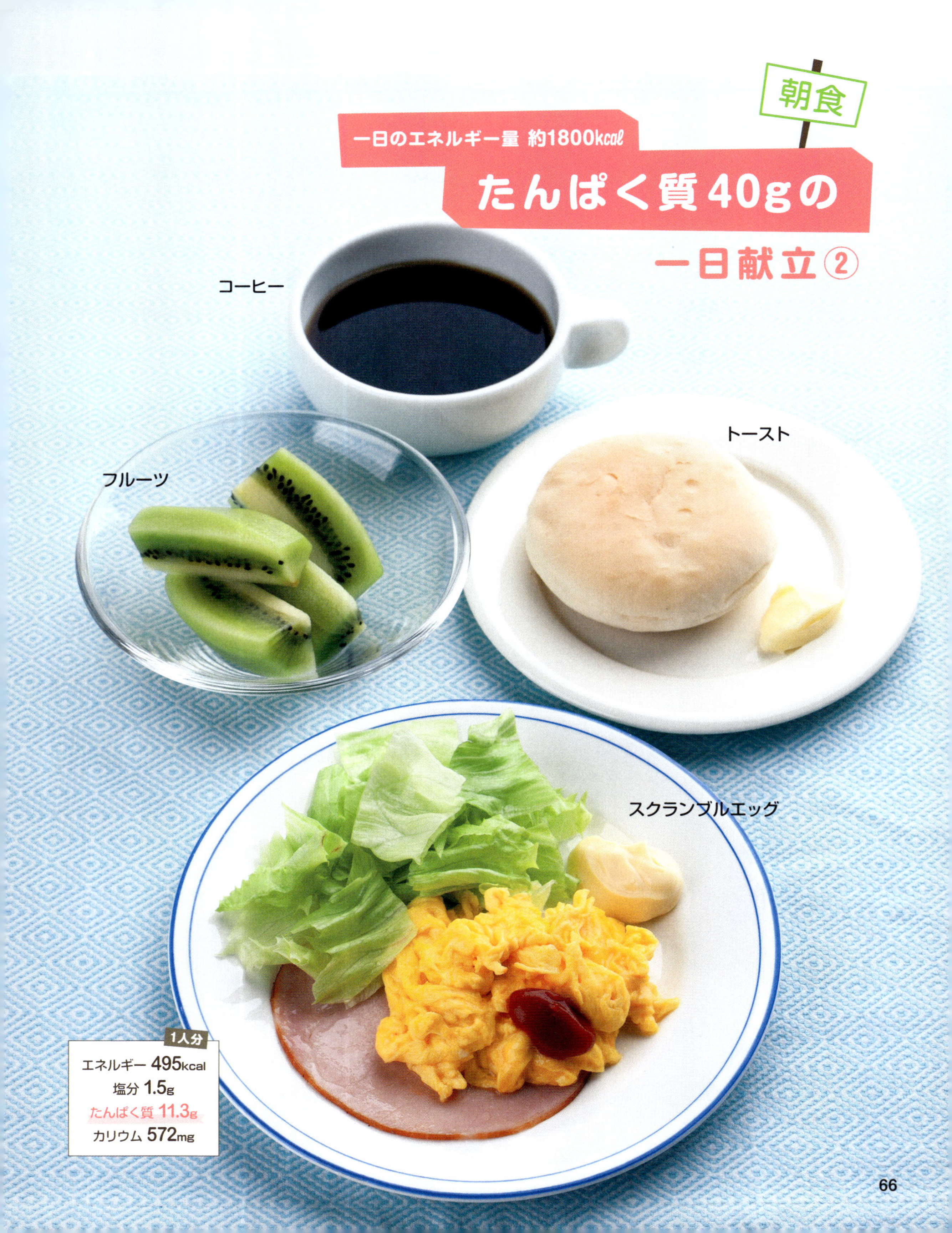
コーヒー
フルーツ
トースト
スクランブルエッグ

1人分

エネルギー 495kcal

塩分 1.5g

たんぱく質 11.3g

カリウム 572mg

主食を低たんぱくパンにすれば、普通食となんら変わりない献立が実現できます。
パンをスライスしてトーストし、スクランブルエッグをはさんで食べてもよいでしょう。

フルーツ

(キウイフルーツ 100g)

1人分	エネルギー 53kcal 塩分 0g たんぱく質 1.0g カリウム 290mg

POINT!

フルーツは好きなものでOKです。カリウムを多く含むフルーツの場合は、食べる量を減らしましょう。

コーヒー

(コーヒー 120ml、砂糖 6g)

1人分	エネルギー 28kcal 塩分 0g たんぱく質 0.2g カリウム 78mg

POINT!

カリウム制限のあるかたは、紅茶に変えるとカリウムを57mg減らせます。

トースト

1人分	エネルギー 181kcal 塩分 0.4g たんぱく質 0.2g カリウム 7mg

材料(1人分)

低たんぱくパン……………1個(50g)
マーガリン………………………5g

作り方

1 パンは表示どおりに電子レンジで温めるか、トースターで焼く。
2 マーガリンをつけて食べる。

スクランブルエッグ

1人分	エネルギー 233kcal 塩分 1.1g たんぱく質 9.9g カリウム 197mg

材料(1人分)

卵………………………1個(50g)
ロースハム……………大1枚(20g)
油……………………小さじ1(4g)
トマトケチャップ……小さじ1弱(5g)
レタス…………………………30g
マヨネーズ…………小さじ$2\frac{1}{2}$(10g)

作り方

1 フライパンに油を熱し、ハムを焼いて器に盛る。
2 卵は割りほぐし、1のフライパンに流し入れる。手早くかき混ぜて火を通し、ハムとともに器に盛る。
3 レタスは食べやすくちぎり、同じ器に盛ってマヨネーズを添える。
4 スクランブルエッグにケチャップをかける。

POINT!

卵は好みによってスクランブルエッグではなく、目玉焼きにしてもかまいません。

UP!

エネルギーを増やすには…

低たんぱく質パンを2個に増やすと、143kcal増やすことができます。合わせてマーガリンも増やすとさらに38kcalアップ。

DOWN!

エネルギーを減らすには…

レタスに添えるマヨネーズをカットすると、71kcal減らせます。半量の5gにするだけでも、35kcal減です。

昼食

一日のエネルギー量 約1800kcal

たんぱく質40gの一日献立②

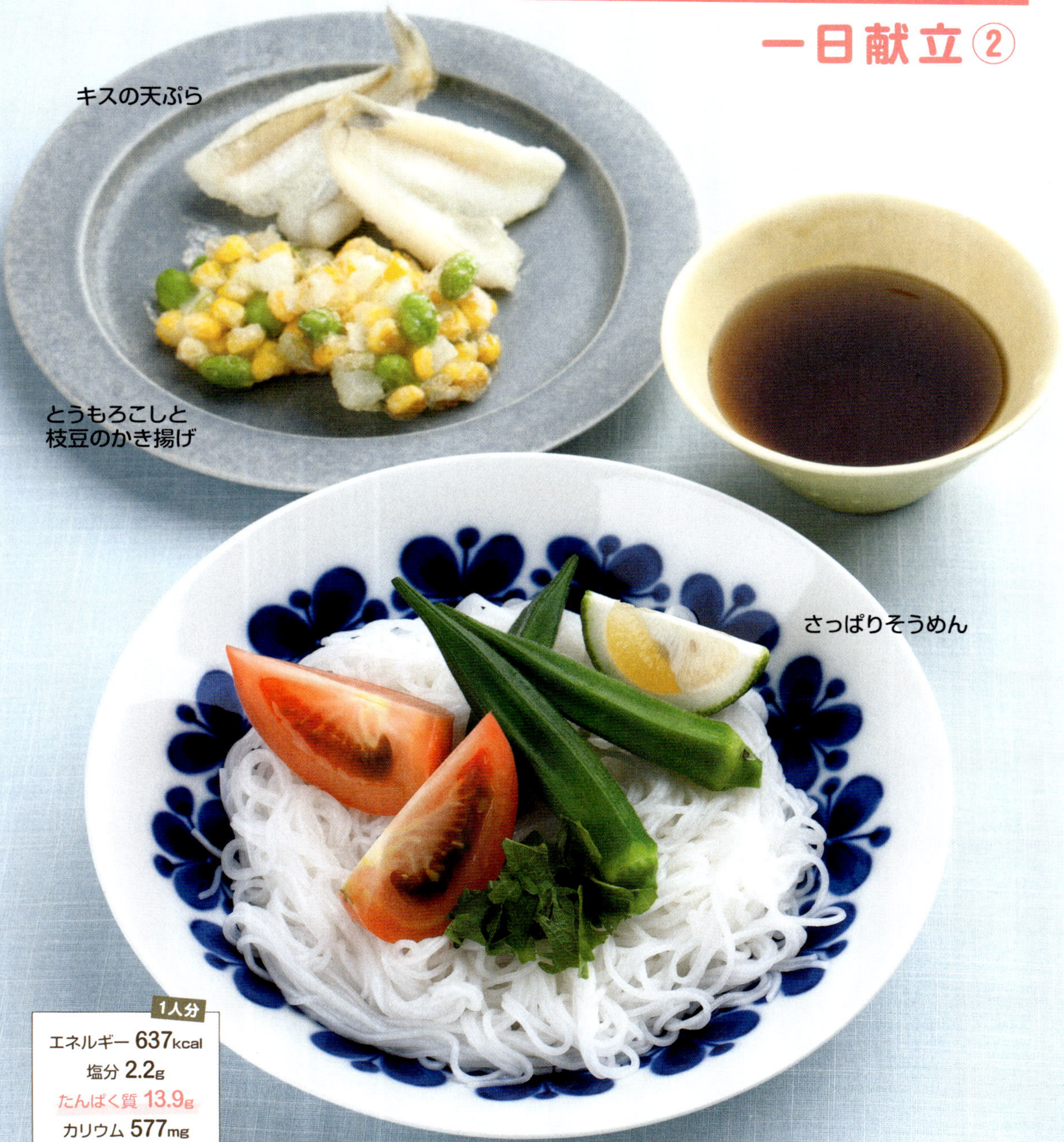
キスの天ぷら
とうもろこしと
枝豆のかき揚げ
さっぱりそうめん

1人分

エネルギー 637kcal
塩分 2.2g
たんぱく質 13.9g
カリウム 577mg

天ぷらの衣には、でんぷん薄力粉を使ってたんぱく質を控えています。
さっぱりそうめんは、具を小さめに切り、つゆをかけてぶっかけにするのもおすすめです。

キスの天ぷら

1人分	エネルギー 103kcal　塩分 0.1g たんぱく質 7.4g　カリウム 137mg

材料（1人分）

- キス……40g
- でんぷん薄力粉……2g
- ⓐ でんぷん薄力粉……5g
- ⓐ 冷水……9mℓ
- 揚げ油……適量

作り方

1 キスに薄力粉をふる。
2 ⓐの薄力粉と冷水を混ぜる。1のキスを入れ衣をつける。
3 180℃の揚げ油に入れ、少し色づくまで3～5分揚げる。
4 油をきって器に盛る。

とうもろこしと枝豆のかき揚げ

1人分	エネルギー 179kcal　塩分 0.2g たんぱく質 4.1g　カリウム 185mg

材料（1人分）

- ⓐ とうもろこし……20g
- ⓐ 枝豆……10g
- ⓐ 玉ねぎ（1cmの角切り）……5g
- でんぷん薄力粉……2g
- ⓑ でんぷん薄力粉……5g
- ⓑ 冷水……9mℓ
- 塩……ミニスプーン1/6（0.2g）
- 揚げ油……適量

作り方

1 ⓐを合わせ、全体に薄力粉をからませる。
2 ⓑの薄力粉と冷水を混ぜる。1を入れて混ぜ、半量ずつオーブンペーパーにのせて形を整える。
3 2を形がくずれないようにペーパーごと180℃の揚げ油に入れ、2～3分揚げる。ペーパーは途中でとり出す。
4 油をきって器に盛り、からいりした塩をふる。

さっぱりそうめん

1人分	エネルギー 355kcal　塩分 1.8g たんぱく質 2.3g　カリウム 255mg

材料（1人分）

- 低たんぱくそうめん……1束（80g）
- トマト……40g
- オクラ……2本（20g）
- 青じそ……2g
- かぼす……10g
- ⓐ カツオだし……100mℓ
- ⓐ しょうゆ……大さじ2/3（12g）
- ⓐ みりん……大さじ2/3（12g）

作り方

1 ⓐの調味料を混ぜ合わせてつゆを作り、器に入れる。
2 オクラはがくを除いてゆでる。トマトはくし形切りにし、青じそは小さくちぎる。
3 沸騰した湯にそうめんを入れて、くっつかないようにかき混ぜながら強火で約3分ゆでる。すぐにざるにあげ、冷水で洗う。
4 ゆでたそうめんを器に盛り、上にトマト、オクラ、青じそ、かぼすを盛りつける。
5 1のつゆをつけながら食べる。かぼすは好みでつゆに搾り入れる。

UP!

エネルギーを増やすには…

そうめんを1.5倍の120gにすると、150kcal増と大幅にエネルギーアップすることができます。

DOWN!

エネルギーを減らすには…

かき揚げや天ぷらはもともと少量なので、そうめんの量で調整。そうめんを半束（40g）にすると、エネルギーは150kcal減らせます。

夕食

一日のエネルギー量 約1800kcal

たんぱく質40gの一日献立②

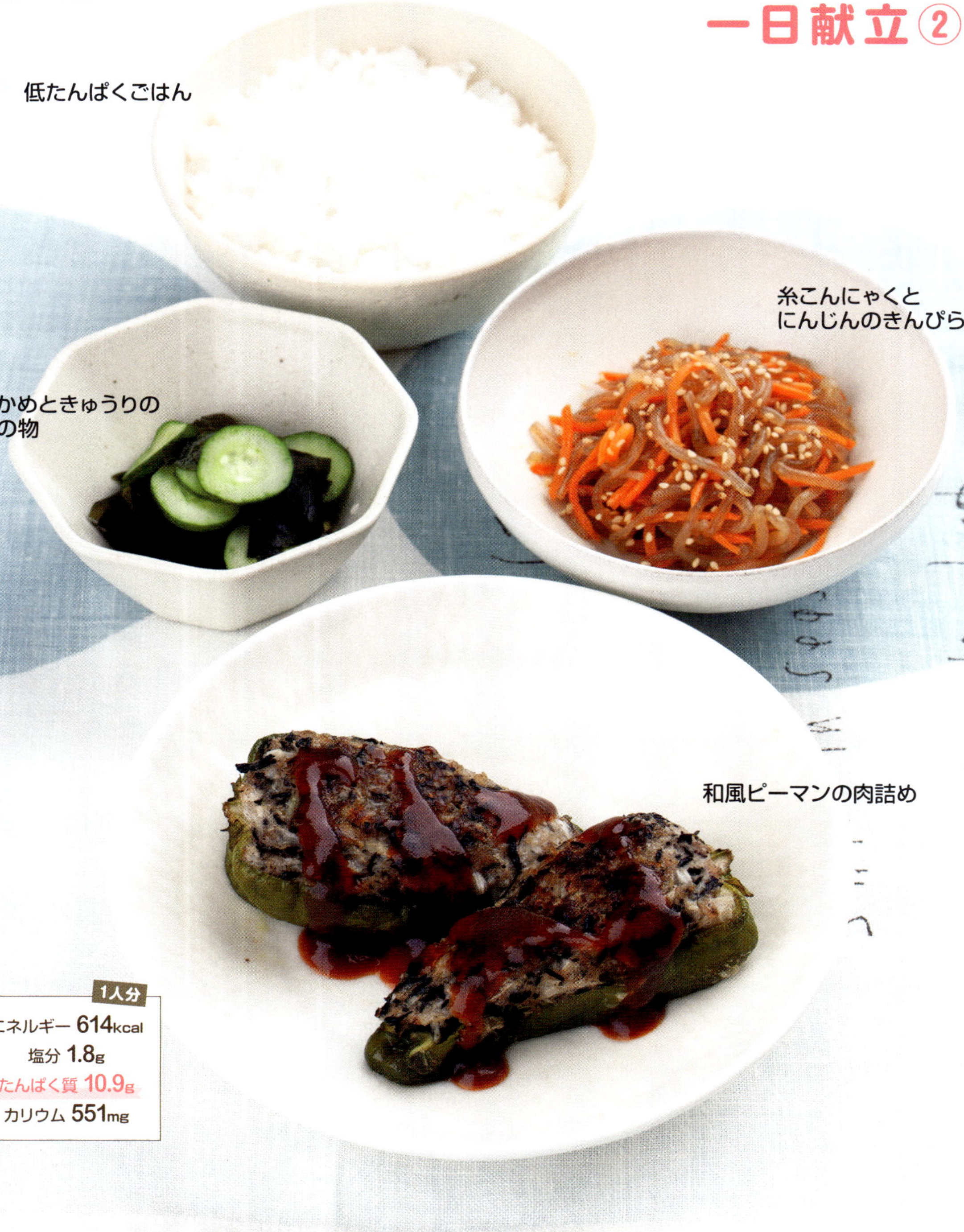
低たんぱくごはん
糸こんにゃくとにんじんのきんぴら
わかめときゅうりの酢の物
和風ピーマンの肉詰め

1人分

エネルギー 614kcal
塩分 1.8g
たんぱく質 10.9g
カリウム 551mg

少量のひき肉でも、ほかの具材を混ぜ合わせてピーマンに詰めて焼くと、存在感のある主菜に。
副菜は2品ともたんぱく質がごく少なめです。ほかの献立にも活用するとよいでしょう。

わかめときゅうりの酢の物

1人分	エネルギー 29kcal 塩分 0.4g たんぱく質 0.3g カリウム 22mg

材料（1人分）

- わかめ（もどしたもの）……15g
- きゅうり……10g
- ⓐ 酢……小さじ2（10g）
- ⓐ 砂糖……小さじ2（6g）
- ⓐ 塩……ミニスプーン1/6（0.2g）

作り方

1. きゅうりは小口切り、わかめは2〜3cmの大きさに切る。
2. ⓐをボールに入れて混ぜ合わせ、1を加えてあえる。

低たんぱくごはん 1/25（180g）

1人分	エネルギー 292kcal 塩分 0g たんぱく質 0.2g カリウム 0mg

糸こんにゃくとにんじんのきんぴら

1人分	エネルギー 61kcal 塩分 0.6g たんぱく質 0.9g カリウム 71mg

材料（1人分）

- 糸こんにゃく……50g
- にんじん……15g
- 油……小さじ1弱（3g）
- ごま油……小さじ1/4（1g）
- いり白ごま……小さじ1/2（1g）
- しょうゆ……小さじ2/3（4g）
- みりん……小さじ2/3（4g）

作り方

1. にんじんはせん切り、糸こんにゃくは2cm長さに切る。
2. 熱したフライパンに油とごま油を入れ、にんじんをいためる。にんじんに火が通ったら糸こんにゃくを入れいためる。
3. いりごまを加えて混ぜ、しょうゆとみりんを加えていため合わせる。

和風ピーマンの肉詰め

1人分	エネルギー 232kcal 塩分 0.8g たんぱく質 9.5g カリウム 458mg

材料（1人分）

- ピーマン……1個（30g）
- ⓐ 豚ひき肉……45g
- ⓐ 玉ねぎ……60g
- ⓐ ひじき（乾）……2g
- ⓐ こしょう……少量
- ⓐ かたくり粉……小さじ2（6g）
- 油……小さじ1 1/4（5g）
- ⓑ トマトケチャップ……大さじ1/2強（10g）
- ⓑ しょうゆ……小さじ1/2（3g）
- ⓑ みりん……小さじ1（6g）

作り方

1. ピーマンは縦半分に切り、種を除く。玉ねぎはみじん切りにする。ひじきは水でもどし、粗みじん切りにする。
2. ボールにⓐを入れ、ねばりが出るまでこねる。二等分してピーマンに詰める。
3. フライパンに油を入れて熱し、3を肉の面を下にして焼く。
4. 焼き色がついたら裏返し、ふたをして焼く。火が通ったら器に盛る。
5. 空いたフライパンにⓑを入れて煮つめてソースを作り、4にかける。

UP!
エネルギーを増やすには…

わかめときゅうりの酢の物にマヨネーズ10gを加えると47kcal増。または、低たんぱくごはんを200gに増やすと33kcalアップできます。

DOWN!
エネルギーを減らすには…

低たんぱくごはんの量を30g減らして150gにすることで、49kcalのエネルギーが減らせます。

朝食

一日のエネルギー量 約2000kcal

たんぱく質50gの一日献立

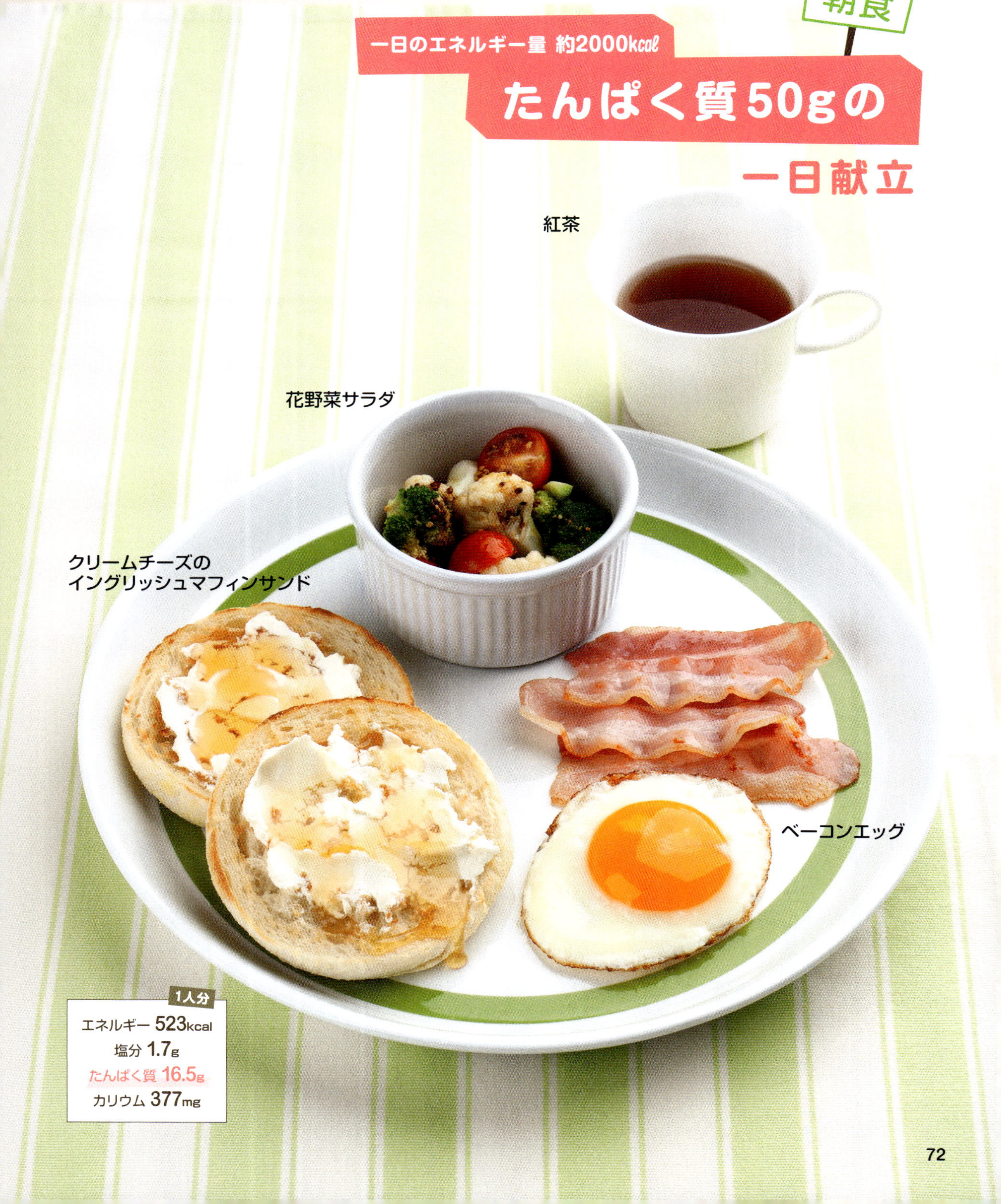
紅茶
花野菜サラダ
クリームチーズの
イングリッシュマフィンサンド
ベーコンエッグ

1人分

エネルギー 523kcal
塩分 1.7g
たんぱく質 16.5g
カリウム 377mg

一日にたんぱく質を50gとれる場合、主食は普通食品でもかまいません。
クリームチーズはチーズ類の中では最もリンと塩分が少ないので、料理にとり入れやすい食品です。

クリームチーズのイングリッシュマフィンサンド

1人分	エネルギー 228kcal　塩分 0.7g たんぱく質 5.7g　カリウム 66mg

材料（1人分）

- イングリッシュマフィン……50g
- クリームチーズ……20g
- はちみつ……小さじ2強（15g）

作り方

1 マフィンはオーブントースターで焼き色がつくまで焼く。

2 1のマフィンにクリームチーズを塗り、はちみつをたらして食べる。

紅茶（紅茶100mℓ、砂糖5g）

1人分	エネルギー 20kcal　塩分 0g たんぱく質 0.1g　カリウム 8mg

花野菜サラダ

1人分	エネルギー 118kcal　塩分 0.4g たんぱく質 1.9g　カリウム 196mg

材料（1人分）

- カリフラワー……20g
- ブロッコリー……15g
- ミニトマト……15g
- ⓐ 粒入りマスタード……小さじ1（5g）
- ⓐ オリーブ油……小さじ2½（10g）
- ⓐ しょうゆ……小さじ¼（1.5g）

作り方

1 カリフラワーとブロッコリーは一口大に切ってラップに包み、電子レンジ（600W）で1分30秒加熱して火を通し、冷ます。ミニトマトは半分に切る。

2 ⓐを混ぜ合わせてドレッシングを作り、1をあえる。

POINT!

カリフラワーとブロッコリーは、レンジ加熱で火を通すとゆでるよりも手軽です。

ベーコンエッグ

1人分	エネルギー 157kcal　塩分 0.6g たんぱく質 8.8g　カリウム 107mg

材料（1人分）

- 卵……1個（50g）
- ベーコン……20g

作り方

1 フライパンでベーコンを焼き、焼き色がついたら器にとる。

2 空いたフライパンに卵を割り入れ、ふたをして、黄身が好みのかたさになるまで蒸し焼きにする。

POINT!

ベーコンは商品によって1枚の大きさにかなりばらつきがあります。調理の前にかならず計量してください。

エネルギーを減らすには…

ベーコンエッグのベーコンをやめて普通の目玉焼きにすると、81kcal減ります。ベーコンを半量の10gにするだけでも40kcal減です。

昼食

一日のエネルギー量 約2000kcal

たんぱく質50gの一日献立

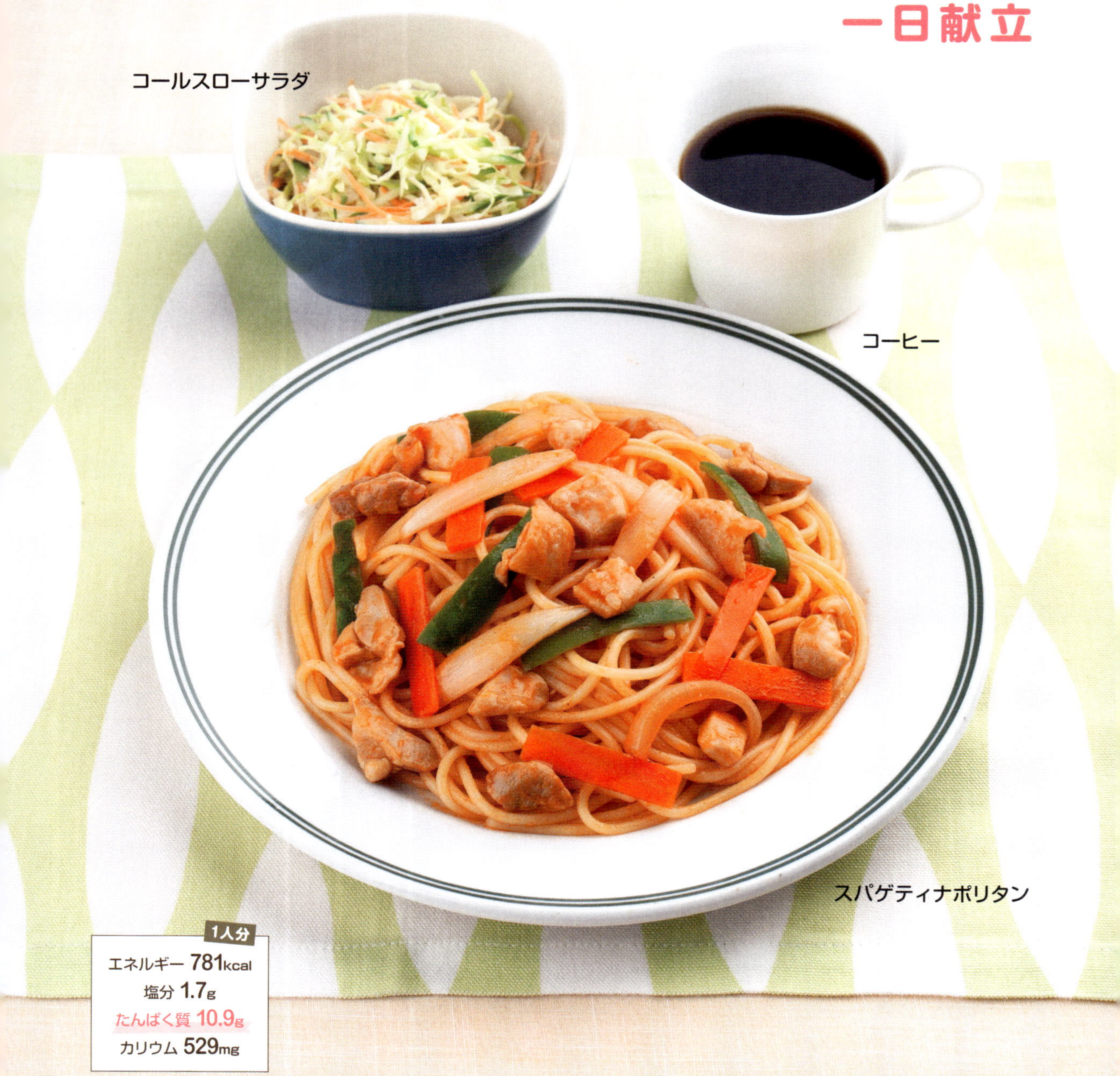
コールスローサラダ
コーヒー
スパゲティナポリタン

1人分

エネルギー 781kcal
塩分 1.7g
たんぱく質 10.9g
カリウム 529mg

スパゲティは主食の中でも特にたんぱく質が多いため、低たんぱく食品を利用します。
主食のたんぱく質をおさえることで、乳製品を使用したこくのあるナポリタンを作ることが可能に。

コールスローサラダ

1人分	エネルギー 132kcal 塩分 0.3g たんぱく質 1.0g カリウム 142mg

材料（1人分）

キャベツ……40g
きゅうり……15g
にんじん……10g
ⓐ マヨネーズ……大さじ1¼（15g）
ⓐ 酢……小さじ1（5g）
ⓐ オリーブ油……小さじ¼（1g）
ⓐ 黒こしょう……少量

作り方

1 キャベツ、きゅうり、にんじんをせん切りにする。
2 野菜を水にさらしてパリッとさせ、しっかりと水けをきる。
3 ⓐを混ぜ合わせてドレッシングを作り、2をあえる。

コーヒー

（コーヒー 100mℓ、砂糖 5g）

1人分	エネルギー 23kcal 塩分 0g たんぱく質 0.2g カリウム 65mg

エネルギーを減らすには…

DOWN!

スパゲティナポリタンの低たんぱくスパゲッティを80gに減らしましょう。71kcal減らすことができます。

スパゲティナポリタン

1人分	エネルギー 626kcal 塩分 1.4g たんぱく質 9.7g カリウム 322mg

材料（1人分）

低たんぱくスパゲティ（乾）……100g
オリーブ油……小さじ1¼（5g）
鶏もも肉（皮つき）……50g
玉ねぎ……15g
ピーマン……10g
にんじん……5g
油……小さじ1（4g）
ⓐ トマトケチャップ……20g
ⓐ ウスターソース……小さじ1弱（5g）
ⓐ 砂糖……小さじ1（3g）
ⓐ 塩……ミニスプーン⅙（0.2g）
ⓐ にんにくのすりおろし……ミニスプーン1弱（1g）
牛乳……小さじ2（10g）
無塩バター……3g

POINT!

ナポリタンにつきもののパルメザンチーズは、リンや塩分が多いので使いません。仕上げに加える牛乳と無塩バターで、こくを出します。

作り方

1 玉ねぎは7mm幅のくし形に切る。ピーマンは半分に切って種を除き、縦7mm幅に切る。にんじんは5cm長さの短冊切りにする。鶏肉は小さめに切る。
2 深いなべに湯をわかし、スパゲティを表示時間どおりにゆでる。湯をきってオリーブ油をからめる。
3 フライパンにオリーブ油を熱し、鶏肉をいためる。鶏肉に焼き色がついたらにんじん、玉ねぎ、ピーマンの順に加えていためる。
4 ⓐを混ぜ合わせ、3に加えていため合わせる。汁けが少なくなり、全体がなじんで色が濃くなってきたら、牛乳を加える。
5 2のスパゲティを加え、バターも入れていため合わせる。水分が足りない場合は、スパゲティのゆで汁を加えて調節する。

1人分

エネルギー 715kcal
塩分 2.1g
たんぱく質 19.9g
カリウム 1038mg

夕食

一日のエネルギー量 約2000kcal

たんぱく質50gの一日献立

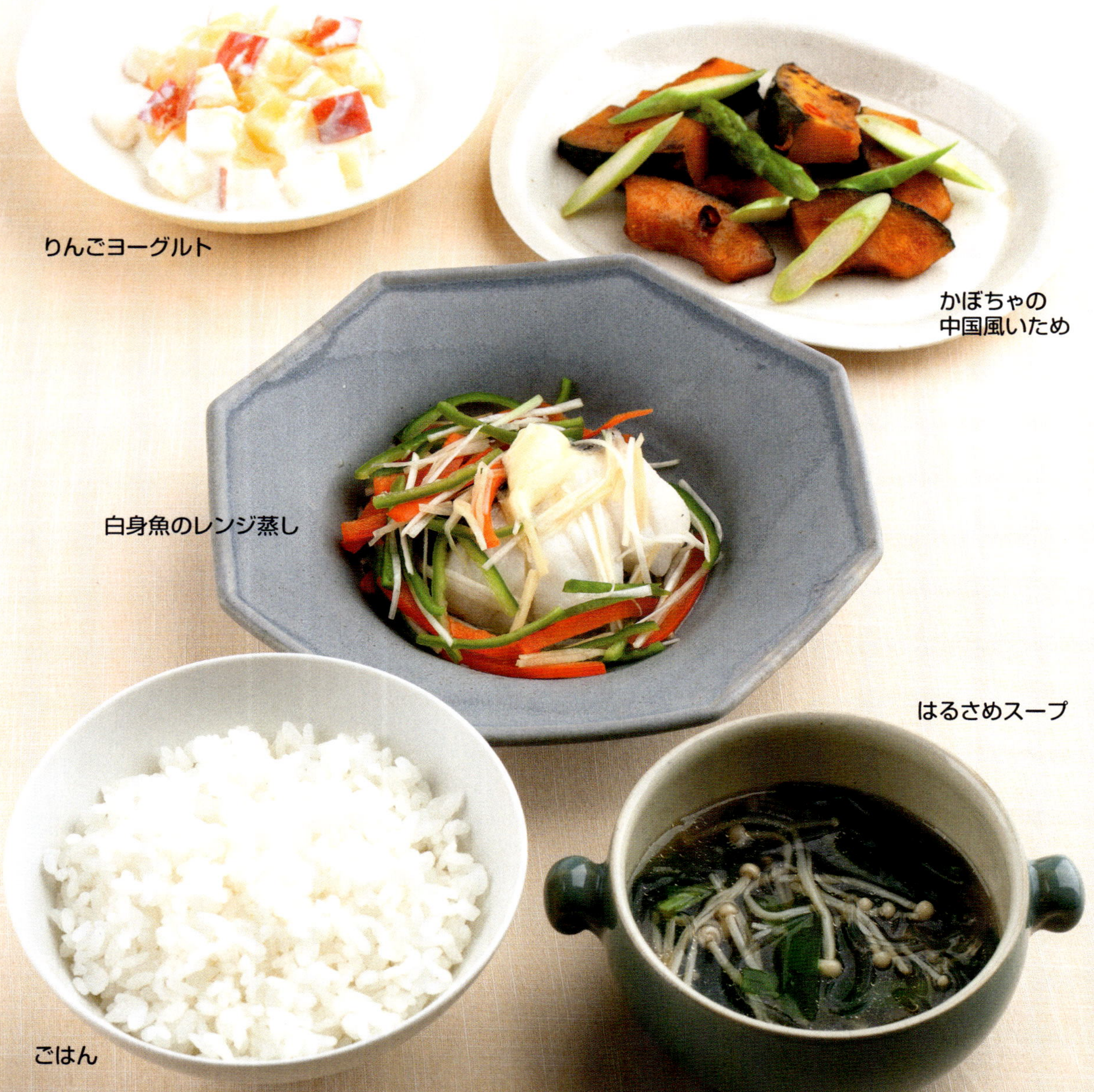

りんごヨーグルト

かぼちゃの中国風いため

白身魚のレンジ蒸し

はるさめスープ

ごはん

あっさりとした白身魚のレンジ蒸しには、仕上げにバターでこくをプラス。
スープは、たんぱく質0gのはるさめを加えることでエネルギーアップしています。

はるさめスープ

1人分	エネルギー 71kcal 塩分 0.5g たんぱく質 0.9g カリウム 127mg

材料（1人分）

にら……15g
えのきたけ……10g
はるさめ……10g
ⓐ
- 水……150㎖
- 顆粒中華だし……ミニスプーン1弱（0.5g）
- しょうゆ……小さじ1/3（2g）
- 黒こしょう……少量
- しょうがのすりおろし……ミニスプーン1弱（1g）

ごま油……小さじ1弱（3g）

作り方

1 にらとえのきは5cm長さに切る。
2 なべにⓐを入れて煮立て、はるさめを入れて煮る。
3 はるさめが煮えたらにらとえのきを加え、火が通るまで煮る。ごま油をたらして、火を消す。

かぼちゃの中国風いため

1人分	エネルギー 106kcal 塩分 0.6g たんぱく質 2.3g カリウム 406mg

材料（1人分）

かぼちゃ……75g
グリーンアスパラガス……15g
ごま油……小さじ1弱（3g）
オイスターソース……小さじ1弱（5g）
赤とうがらしの小口切り……少量

作り方

1 かぼちゃは種とわたを除き、幅5cm、厚さ1cmの薄切りにする。アスパラガスは根元を落とし、根元のかたい部分はピーラーで皮をむき、薄い斜め切りにする。
2 かぼちゃを耐熱容器に入れ、電子レンジ（600W）で1〜2分加熱する。
3 フライパンにごま油を熱し、赤とうがらしを入れ、アスパラガスをいためる。
4 かぼちゃを加えて少しいため、オイスターソースを加えてからめる。

白身魚のレンジ蒸し

1人分	エネルギー 101kcal 塩分 0.9g たんぱく質 9.4g カリウム 273mg

材料（1人分）

タラ（切り身）……1切れ（50g）
ピーマン……10g
パプリカ（赤）……10g
ねぎ……10g
しょうが……5g
- 酒……小さじ2（10g）
- ポン酢しょうゆ……大さじ1/2弱（8g）

無塩バター……5g

作り方

1 ピーマン、パプリカ、ねぎ、しょうがはせん切りにする。
2 タラは熱湯をかけて臭みをとり、耐熱容器に入れて上に1をのせる。
3 酒とポン酢しょうゆを合わせて2にかけ、ふんわりとラップをかける。電子レンジ（600W）で2分加熱する。
4 器に盛り、バターをのせる。

DOWN!

エネルギーを減らすには…

ごはんを180gに減らすと、84kcalダウンです。レンジ蒸しのバターを省いてもよいでしょう。38kcal減らすことができます。

ごはん（200g）

1人分	エネルギー 336kcal 塩分 0g たんぱく質 5.0g カリウム 58mg

りんごヨーグルト

1人分	エネルギー 101kcal 塩分 0.1g たんぱく質 2.3g カリウム 174mg

材料（1人分）

プレーンヨーグルト……60g
りんご……60g
はちみつ……大さじ1/2弱（10g）

作り方

りんごを角切りにしてヨーグルトに加え、はちみつをかける。

column

外食や中食を利用するときは？

外食や中食《なかしょく》（コンビニ、スーパー、デパートなどの総菜類、宅配食などを家庭で食べるというスタイルの食事）ではたんぱく質、食塩の過剰に注意が必要です。

中食の場合は、パッケージなどに栄養成分表示があるものを選びましょう。表示内容を確認して、たんぱく質や食塩が極端に多いものを避けることができます。主食に低たんぱくごはんや低たんぱくパンを利用し、市販の総菜をうまく組み合わせれば、くふうしだいで自分に合った摂取量に収めることができるはずです。

外食では、食べる量や味つけを自分で調整しやすい定食がおすすめです。ソースやドレッシングの使用量を減らしたり、みそ汁や漬物を残したりすることで減塩できます。味の濃いカツ丼などの丼物は３分の１量を残す、すしはかっぱ巻きのようなたんぱく質が少ない細巻きなども選び、マグロの赤身やタイなどの高たんぱくのネタを控える、しょうゆはネタに少量だけつけるといったくふうをしてみましょう。中には、低たんぱくごはんや低たんぱくパンを持参すると、温めて提供してくれるお店もあります。

外食の頻度が月に２～３回以内であれば、そのときだけ多少たんぱく質や食塩が多くなっても、それほど問題にはなりません。ただし、もっと頻繁に外食をする場合は、朝食の主菜を抜くなど、ほかの食事でたんぱく質や食塩を減らし、一日の総摂取量を調整するようにしましょう。また、ふだんから食品の計量をきちんと行ない、おおよその分量を目で見てわかるようにしておくこともたいせつです。

外食や中食をとり入れながらでも、メニューや量をじょうずに調節することによって治療効果のある食事療法を行なうことは充分に可能です。

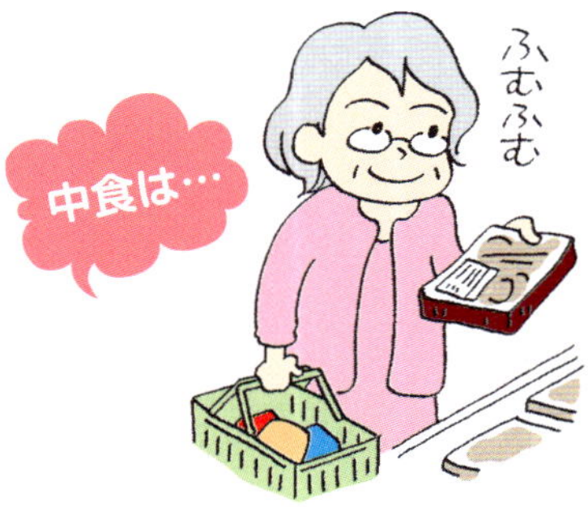

栄養成分表示をチェック！
自分に合った摂取量になるよう
組み合わせます。

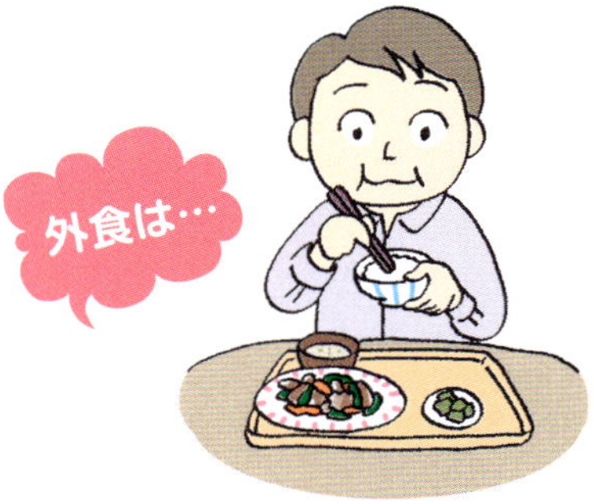

定食がおすすめ。
ソース類の使用量を減らす、
みそ汁や漬物を残すなど、
食べ方にもくふうを。

part 4

低たんぱく食品をおいしく食べるレシピ

一日40g未満のたんぱく質制限では、
主食に低たんぱく食品を活用することがポイントとなります。
低たんぱくごはんやでんぷん製品など、それぞれの食品の特徴を知り、
おいしく食べるこつや好みの食べ方を見つけましょう。
おかずを兼ねる一品料理には、「献立アイデア」として
組み合わせるとよい副菜や汁物の例も紹介します。

好みのものを見つけよう！

「ごはん・パン」の低たんぱく食品

最も頻繁に食卓にのぼる主食であるごはんやパンは、
ぜひとも低たんぱく食品におきかえたいもの。
さまざまな商品があるので、好みのものを見つけて活用しましょう。

低たんぱくごはん

パックタイプのものは、温めるだけでよいので
手軽に食生活にとり入れることができます。
内容量や、たんぱく質の低減率（普通のごはんと比べてどの程度減らしてあるか）
によって、さまざまな商品があります。
米粒タイプは、炊飯する手間はありますが、パックタイプよりも経済的です。
普通のごはんと同様にまとめて炊いて冷凍保存も可能です。

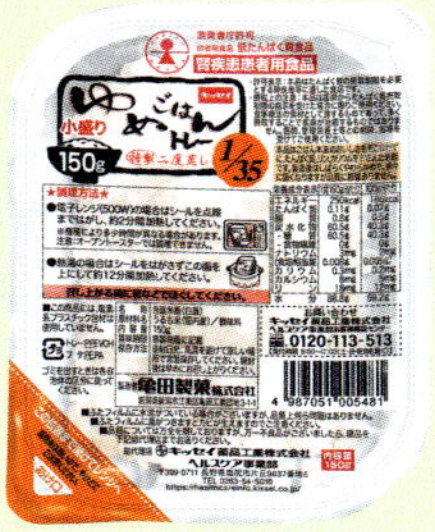

150gあたり
たんぱく質 0.11g

ゆめごはん1/35トレー小盛り（150g）

150gと少なめのパック。たんぱく質量は普通のごはんの35分の1と最も少ない。180g、200gのものもある。

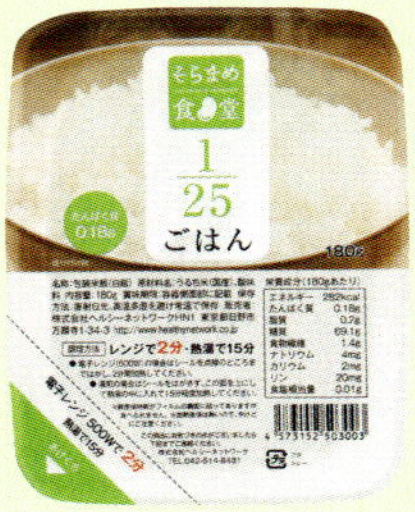

180gあたり
たんぱく質 0.18g

そらまめ食堂1/25ごはん（180g）

普通のごはんの25分の1にたんぱく質を調整した、最もスタンダードなタイプ。140g×2の少なめパックもある。

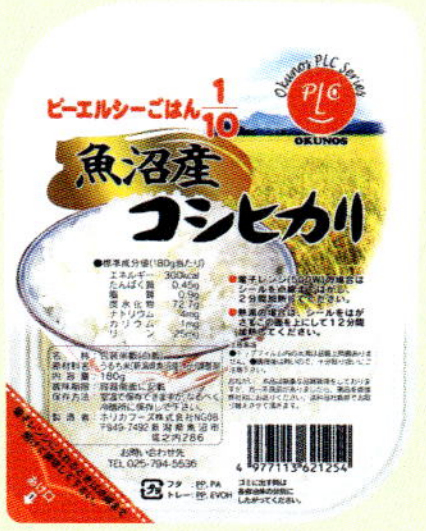

180gあたり
たんぱく質 0.45g

ピーエルシーごはん1/10魚沼産コシヒカリ（180g）

たんぱく質量は、普通のごはんの10分の1とやや多め。その分、食味は普通のごはんに近い。

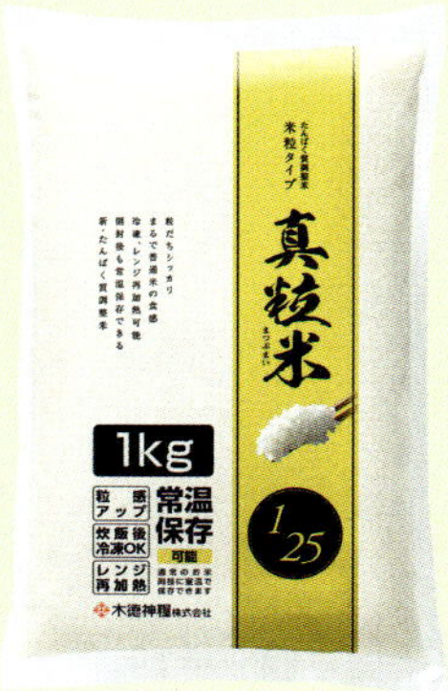

100gあたり★
たんぱく質 0.2g

たんぱく質調整米真粒米1/25（1kg）

普通の米を加工してたんぱく質を除いた米粒タイプのもの。開封後も常温保存可能。3kg入りもある。

★米粒タイプはいずれも、米100gあたりのたんぱく質量。炊飯後のたんぱく質量は、180gあたり0.1～0.2g程度。

でんぷん米

でんぷん米は、でんぷんを米粒の形に加工した食品。
精白米と同じように炊飯器で炊くことができます。
パッケージなどの商品説明には「浸漬不要」と書いてありますが、
2時間以上浸水してから炊くと、おいしく炊けます（炊き方は89ページ）。
洗米は不要です。

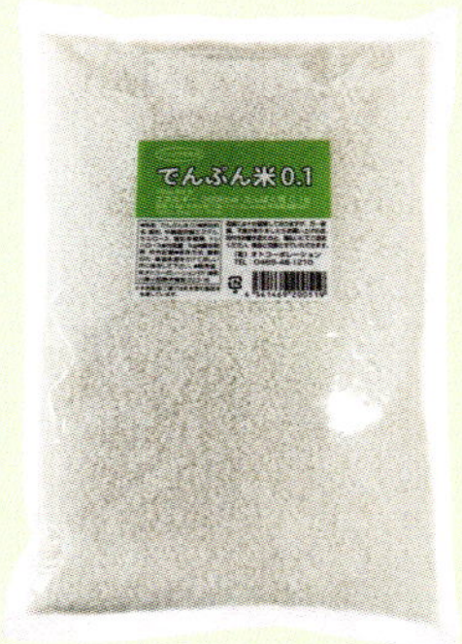

100gあたり ★
たんぱく質
0.1g

**ジンゾウ先生の
でんぷん米0.1（1kg）**

たんぱく質量はごくわずか。炊くときに加えるとおいしくなる「もち粉」も販売されている。

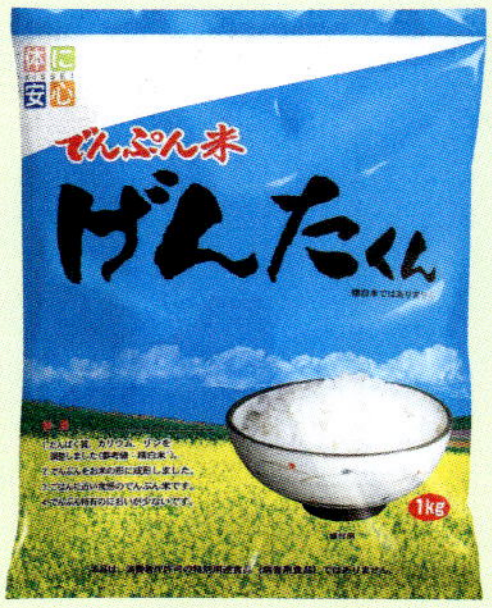

100gあたり ★
たんぱく質
0.3g

**でんぷん米げんたくん
（1kg）**

小麦でんぷんとコーンスターチから作られたでんぷん米。

低たんぱくパン

たんぱく質を調整した米粉を使うなどして、
たんぱく質量を普通のパンよりも大幅に減らしてあります。
1食分ずつ袋入りで、比較的長く保存できるようくふうされています。
パサパサしやすい商品が多いですが、カリッとトーストしたり、
温めてすぐに食べるなどすれば、それほど気になりません。

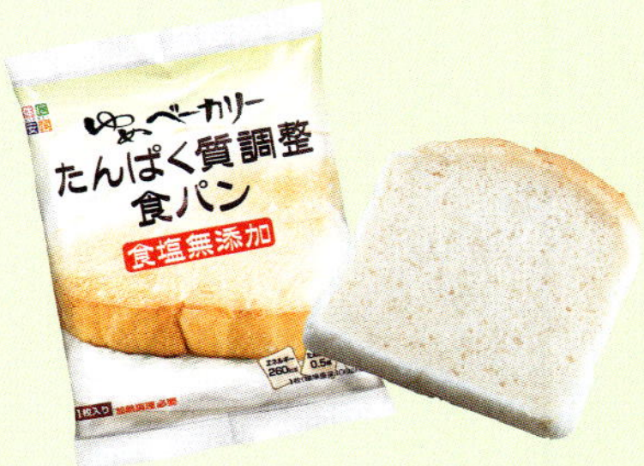

**ゆめベーカリー
たんぱく質調整食パン
（1枚 約100g）**

100gあたり
たんぱく質
0.5g

食塩無添加で、1枚（100g）あたり0.07gと塩分控えめ。丸パンタイプもある。

**越後の丸パン
（1個 約50g）**

50gあたり
たんぱく質
0.2g

1個（50g）あたり、たんぱく質0.2gにおさえられている。食パンタイプもある。

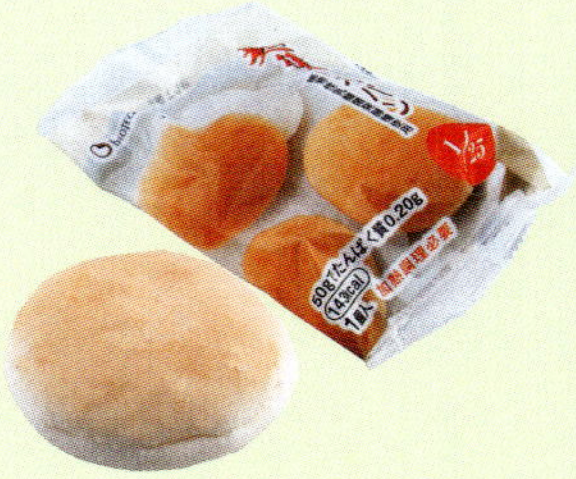

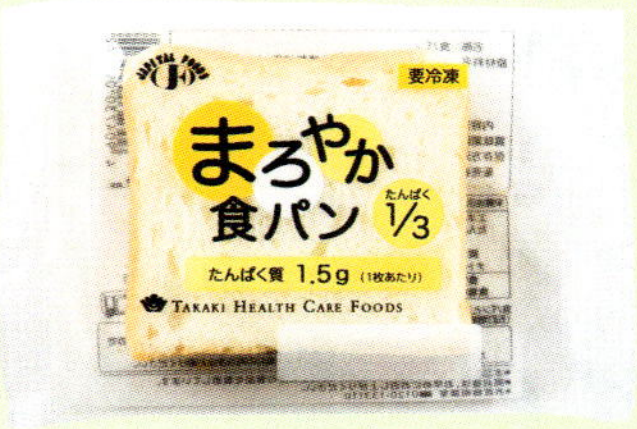

**まろやか食パン
冷凍品（1枚50g）**

50gあたり
たんぱく質
1.5g

ベーカリーが作った、パンのおいしさにこだわった低たんぱくパン。自然解凍でもふんわりとしておいしい。たんぱく質は普通の食パンの3分の1程度。

低たんぱくごはんで一品料理

低たんぱくごはんは、普通のごはんと変わりなく、
カレーや丼物、チャーハンなどにしてもおいしく食べられます。
昼食などに便利な一品料理をご紹介します。

サバのドライカレー

ドライカレーは、汁っぽいカレーよりも低たんぱくごはんになじみます。
サバ缶を使って和風のカレーに仕立てました。

1人分
エネルギー 501kcal
塩分 1.3g
たんぱく質 10.2g

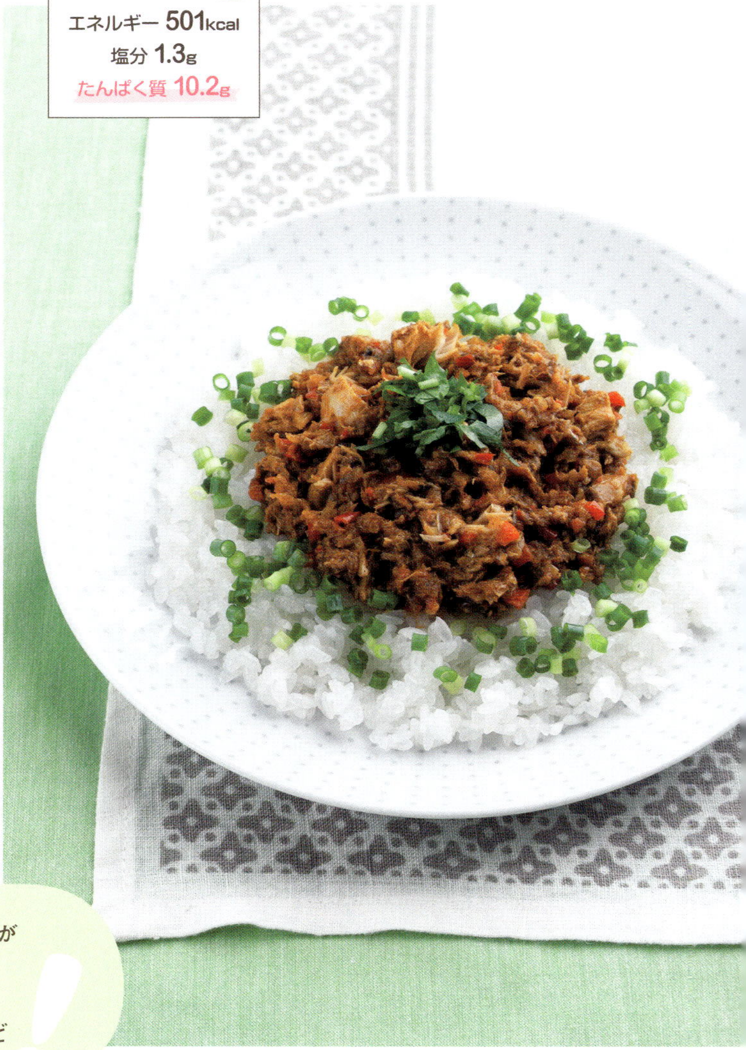

材料（1人分）

- 低たんぱくごはん1/25……200g
- サバ水煮缶詰め……40g
- パプリカ（赤）……15g
- 玉ねぎ……30g
- カレー粉……小さじ2（4g）
- にんにくのすりおろし……小さじ1/3（2g）
- しょうがすりおろし……小さじ1/3（2g）
- 油……小さじ1 1/4（5g）
- ⓐ ウスターソース……小さじ1/3（2g）
- ⓐ トマトケチャップ……大さじ1/2強（10g）
- ⓐ しょうゆ……小さじ1/2（3g）
- 小ねぎ……6g
- 三つ葉……3g

作り方

1. 玉ねぎはみじん切り、パプリカは角切りにする。ⓐを混ぜ合わせる。
2. フライパンに油を熱し、玉ねぎ、しょうが、にんにくをいためる。玉ねぎが透き通ってきたらカレー粉を加えいため、粉っぽさがなくなるまでいため合わせる。
3. サバの水煮を加えてほぐしながらいため、パプリカとⓐも入れていためる。味がなじみ、水っぽさがなくなったら火を消す。
4. 器にごはんを盛って3をかけ、刻んだ小ねぎと三つ葉をのせる。

献立アイデア

生野菜のサラダとともに。カレーにカリウムが352mg含まれるので、野菜はやや少なめに。
・トマトとレタスのサラダ（55ページ）
・キャベツとコーンのサラダ（61ページ）など

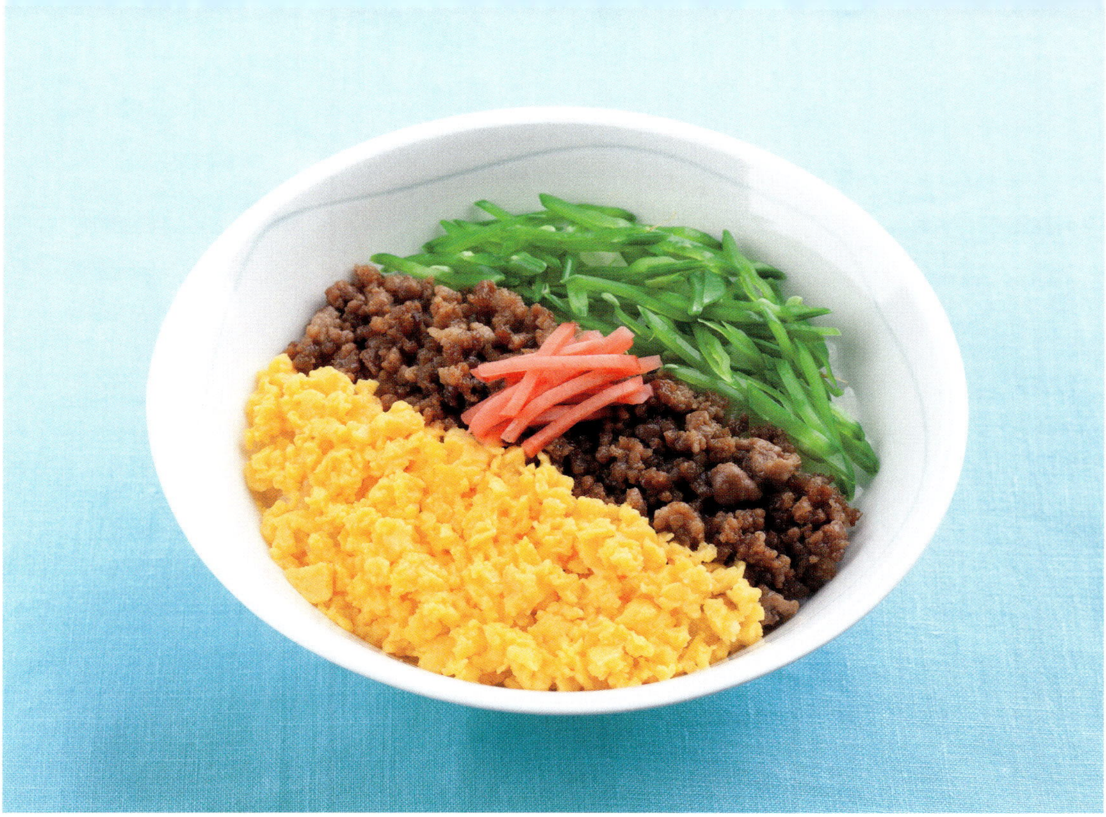

三色丼

**2種類のそぼろはどちらもしっかりとした味つけ。
彩りも味のバランスもよく、食欲がわきます。**

1人分
エネルギー 494kcal
塩分 1.7g
たんぱく質 9.7g

材料（1人分）

低たんぱくごはん1/25……200g

肉そぼろ
- 豚ひき肉……30g
- 油……小さじ1/4(1g)
- しょうゆ・みりん……各小さじ1(6g)
- 砂糖……小さじ2/3(2g)
- 酒……小さじ1/2強(3g)

卵そぼろ
- 卵……1/2個(25g)
- 砂糖……小さじ1/2(1.5g)
- 塩……ミニスプーン1/4(0.3g)
- 油……小さじ1/4(1g)

さやえんどう……20g
紅しょうが……5g

作り方

1 肉そぼろの調味料を混ぜる。卵は割りほぐし、砂糖と塩を加えて混ぜる。
2 卵そぼろを作る。フライパンに油を熱し、1の卵液を入れ菜ばしで混ぜ、ぽろぽろになったらとり出す。
3 肉そぼろを作る。フライパンに油を熱し、ひき肉をいためる。肉に火が通ったら、調味料を加え、汁けがなくなるまでいためる。
4 さやえんどうはゆでて斜めに細切りにする。
5 温かい低たんぱくごはんをどんぶりに盛り、2、3、4を盛りつけ、紅しょうがを添える。

献立アイデア

酸味をきかせて塩分を控えめにした、酢の物やあえ物などがおすすめ。
- 揚げなすのポン酢あえ（59ページ）
- わかめときゅうりの酢の物（71ページ）など

中華丼

1人分

エネルギー 530kcal
塩分 1.9g
たんぱく質 10.0g

1品で肉も野菜もしっかりとれる栄養満点のどんぶりです。
エネルギーを増やしたい場合は、豚肉をロース肉からバラ肉に変えてもよいでしょう。

材料（1人分）

低たんぱくごはん1/25	200g
白菜	50g
にんじん	10g
玉ねぎ	30g
しいたけ	10g
きくらげ（乾）	1g
豚ロース肉	40g
しょうがのすりおろし	ミニスプーン1弱（1g）
にんにくのすりおろし	ミニスプーン1弱（1g）
油	小さじ1弱（3g）
ⓐ 顆粒中華だし	小さじ1（3g）
ⓐ しょうゆ	小さじ1/3（2g）
ⓐ オイスターソース	小さじ1/3（2g）
ⓐ 酒	小さじ1（5g）
ⓐ 砂糖	小さじ1/3（1g）
ⓐ 水	60mℓ
かたくり粉	小さじ1（3g）
ごま油	小さじ1/2（2g）

作り方

1 きくらげはもどす。ⓐを混ぜ合わせる。
2 白菜は3cm長さに切り、にんじんは短冊切り、玉ねぎはくし切り、しいたけは薄切りにする。きくらげは大きければ食べやすく切る。
3 フライパンに油を熱し、にんにくとしょうがをいためる。香りが出たら豚肉を加えていためる。
4 2の野菜を加え、軽くいため合わせる。
5 ⓐを加えて煮立てる。水どきかたくり粉を加えてとろみをつけ、ごま油をまわしかける。

献立アイデア

肉も野菜もしっかりとれるので、この一品でもOK。余裕があれば、塩分控えめのスープなどを添えるとよいでしょう。
・卵入り野菜スープ（55ページ）
・はるさめスープ（77ページ）など

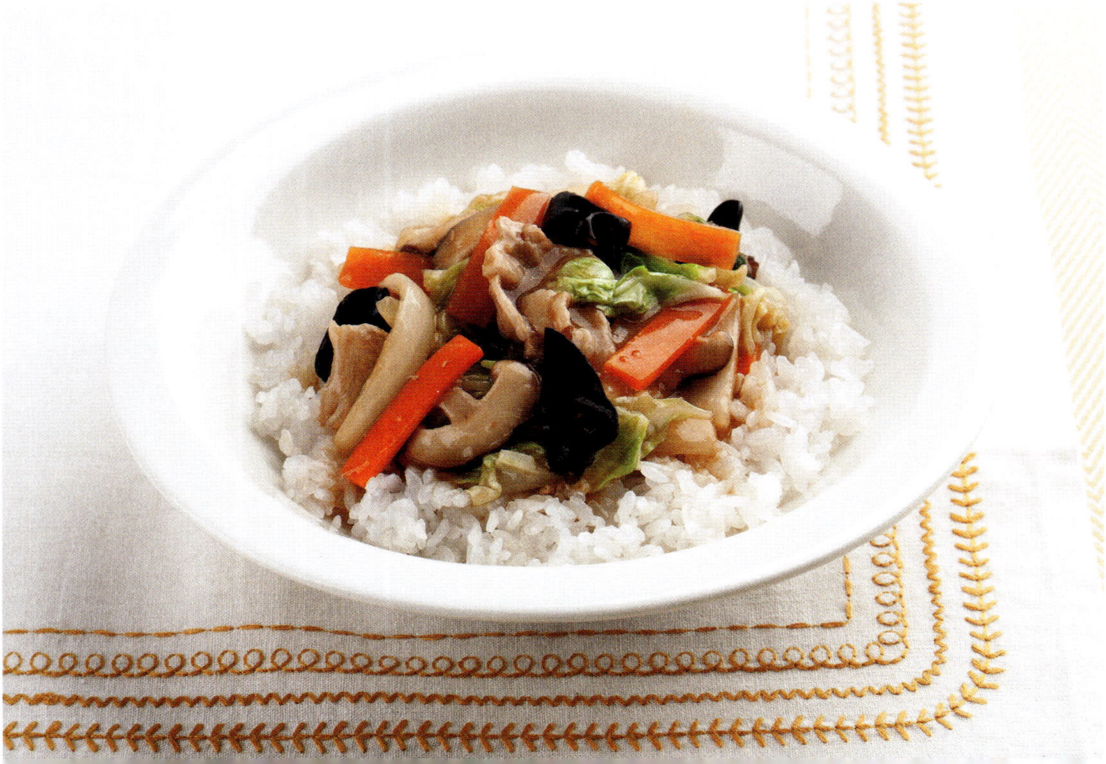

オムライス

1人分
エネルギー 565kcal
塩分 1.7g
たんぱく質 9.7g

ごはんのたんぱく質がほぼゼロなので、ベーコン入りのケチャップライスに薄焼き卵をのせたオムライスも楽しめます。卵の量は少なめに。

材料（1人分）

低たんぱくごはん1/25 …… 200g
ベーコン（豚ばら） …… 20g
玉ねぎ …… 40g
こしょう …… 少量
油 …… 小さじ1弱（3g）
［トマトケチャップ …… 20g
　ウスターソース …… 小さじ1/3（2g）
薄焼き卵
［卵 …… 小1個（40g）
　牛乳 …… 小さじ1（5g）
　油 …… 小さじ1/4（1g）
トマトケチャップ …… 大さじ1/2強（10g）
ブロッコリー …… 20g

作り方

1 ごはんは温めてほぐす。玉ねぎはあらみじん切りに、ベーコンは1cm幅の短冊切りにする。ブロッコリーは小房に分け、水をふってレンジで2分弱加熱し火を通す。
2 フライパンに油を熱し、玉ねぎとベーコンをいためてこしょうをふる。1のごはんを加えてほぐすようにいためる。
3 ケチャップとウスターソースを混ぜ合わせて加え、よくいためて器にあける。
4 薄焼き卵を作る。卵を割りほぐし、牛乳を加え混ぜる。油を熱したフライパンで焼く。
5 3に4をのせ、ケチャップをかけ、ブロッコリーを添える。

献立アイデア

付け合わせや具で野菜がとれますが、さらに低塩のサラダやピクルスなどをプラスして。
・ピクルス（49ページ）
・コールスローサラダ（75ページ）など

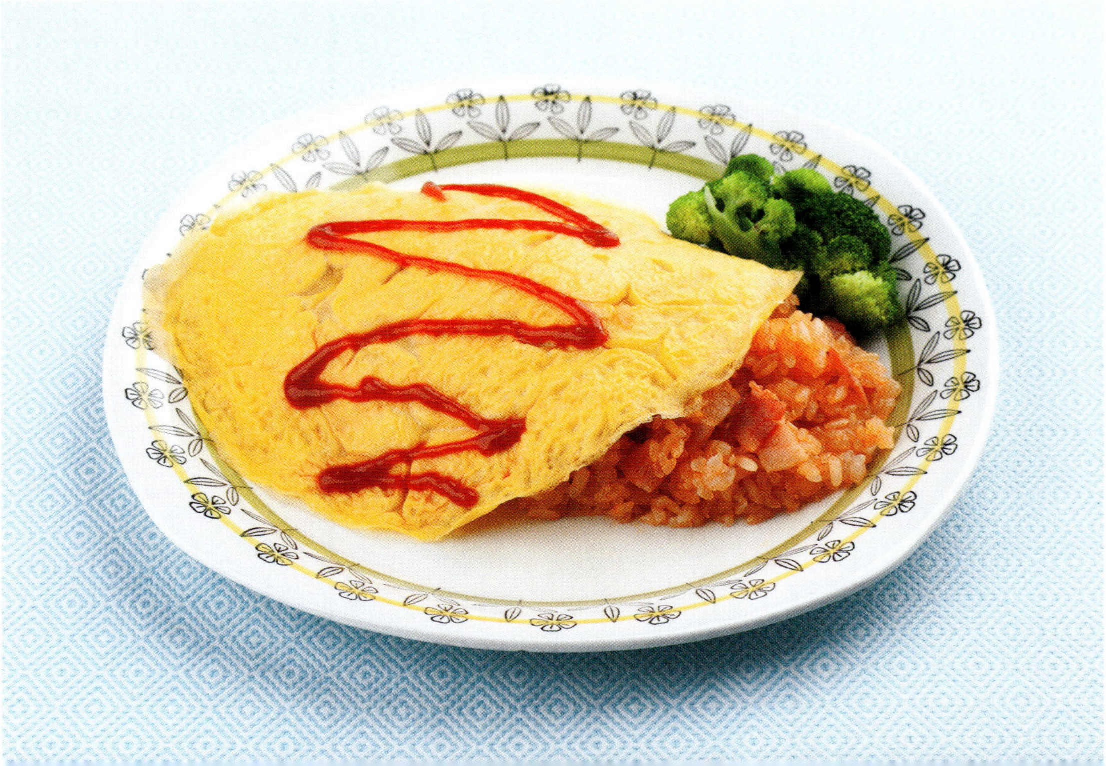

でんぷん米で一品料理

炊き方さえマスターすれば、でんぷん米もいろいろな料理に使えます。
低たんぱくごはんと同様にパック入りのでんぷんごはんも
市販されていて、温めるだけで手軽に食事にとり入れられます。

牛肉の炊きこみごはん

**いためた具といっしょに炊いて、食材のうまみをでんぷん米に吸わせます。
牛肉がたっぷりで主菜も兼ねる炊きこみごはんです。**

1人分

エネルギー 436kcal
塩分 1.0g
たんぱく質 8.3g

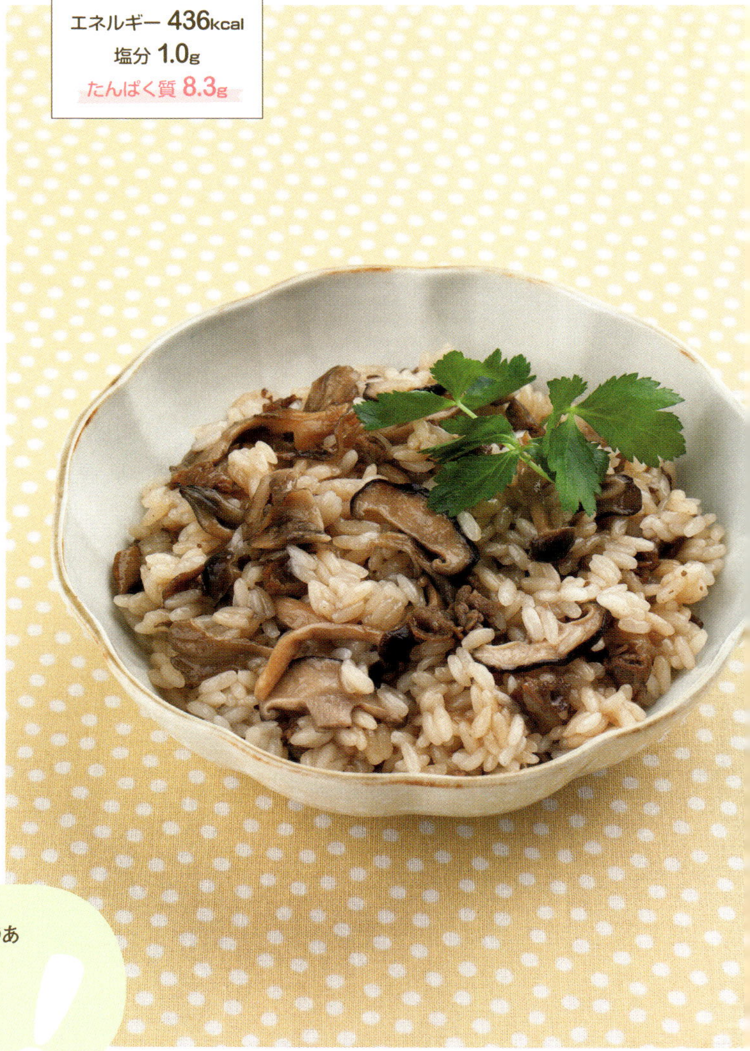

材料（1人分）

┌	でんぷん米	70g
└	かつおだし	120mℓ
	もち粉	15g
	牛もも肉薄切り（脂身つき）	30g
	しいたけ、しめじ、まいたけ	各15g
	油	小さじ1¼（5g）
ⓐ	砂糖	小さじ½（1.5g）
ⓐ	酒	小さじ½強（3g）
ⓐ	みりん	小さじ½（3g）
ⓐ	しょうゆ	小さじ1（6g）
	三つ葉	1g

作り方

1. でんぷん米にかつおだしを加えて1時間以上おき、浸水させる。
2. 牛肉は1cm程度に切り、しいたけは薄くスライスする。しめじは石づきを除いてほぐす。まいたけは手で割く。
3. なべに油を熱して牛肉をいため、色が変わったらしいたけ、しめじ、まいたけを入れていためる。しんなりとなったら、ⓐを混ぜ合わせて加え、いため合わせる。
4. 1にもち粉と3を加えてよくかき混ぜ、炊飯器で炊く。
5. 炊き上がったらよくかき混ぜて10分ほど蒸らす。器に盛り、三つ葉を添える。

献立アイデア

汁を半量にしたみそ汁や、油を使ったコクのある低塩の副菜を添えて。
・さつま芋のみそ汁（61ページ）
・ほうれん草のナムル（63ページ）など

ドライカレー

でんぷん米を炊いたでんぷんごはんは味がなじみやすいので、いためて調味する料理にも適しています。

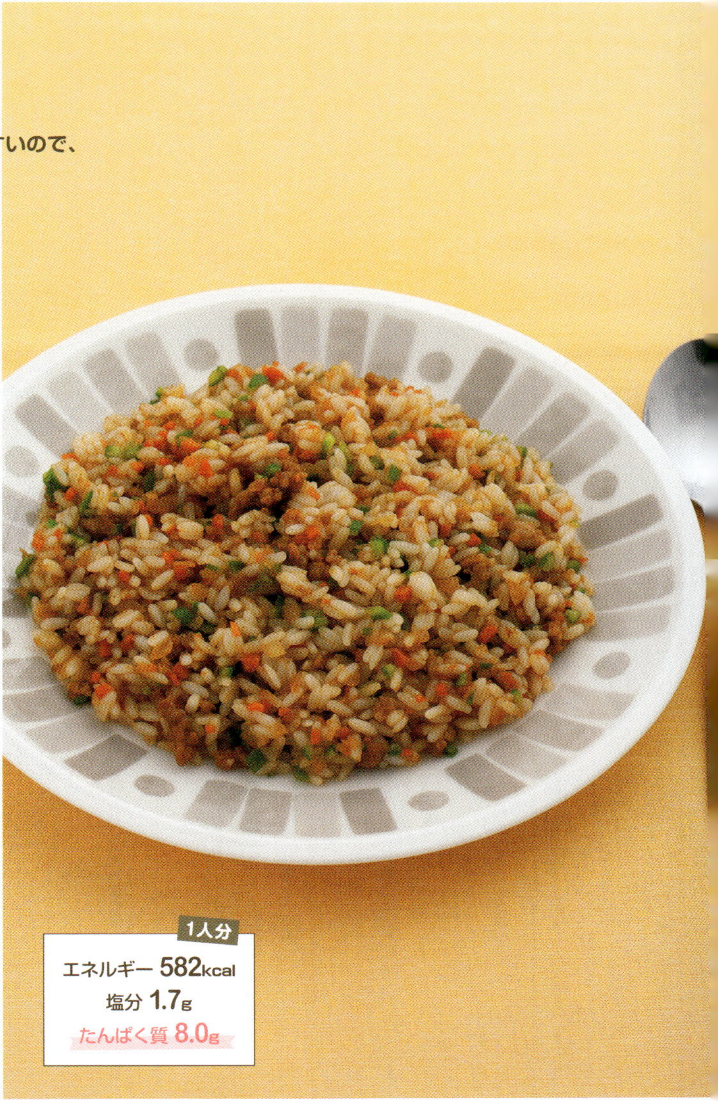

1人分
エネルギー 582kcal
塩分 1.7g
たんぱく質 8.0g

材料（1人分）

でんぷんごはん※
- でんぷん米……80g
- 水……160mℓ
- もち粉……10g

豚ひき肉……35g
にんにくのすりおろし……ミニスプーン1/3強（0.5g）
しょうがのすりおろし……ミニスプーン1/3強（0.5g）
玉ねぎ……50g
にんじん、ピーマン……各20g
油……小さじ1 1/4（5g）
バター……小さじ1 1/4（5g）

ⓐ
- カレールー（固形）……10g
- トマトケチャップ……小さじ1/2（3g）
- ウスターソース……小さじ1/2（3g）

※パック入りのでんぷんごはんや、冷凍しておいたでんぷんごはんを温めて使ってもよい。量は180gくらいを目安に。

作り方

1 でんぷん米を炊く（炊き方は89ページ）。
2 カレールーをあらく刻む。
3 玉ねぎ、にんじん、ピーマンはみじん切りにする。
4 なべにバター、油、にんにく、しょうがを入れて火にかけ、3をいためる。
5 野菜がしんなりとなったら豚ひき肉を加え、ほぐすようにいためる。ひき肉に火が通り、ポロポロになったら、ⓐを加える。
6 ルーがとけたら、炊きあがったでんぷんごはんを加えていため合わせる。

献立アイデア

具で野菜が90gとれ、エネルギーも豊富なので、この一品だけでもOKです。余裕があれば、箸休めとなる副菜を添えてもよいでしょう。
・ピクルス（49ページ）
・キャベツとコーンのサラダ（61ページ）など

鶏五目ずし

1人分
エネルギー 470kcal
塩分 1.1g
たんぱく質 8.1g

鶏の五目煮は、まとめて作って小分けにして冷凍保存しておくと便利です。
電子レンジで１～２分加熱してから混ぜれば、鶏五目ずしが手軽に作れます。

材料（１人分）

でんぷんごはん※ …… 180g

すし酢
- 酢 …… 大さじ$\frac{4}{5}$（12g）
- 砂糖 …… 小さじ2（6g）
- 塩 …… ミニスプーン$\frac{1}{3}$強（0.5g）

鶏の五目煮
- 鶏もも肉（皮つき） …… 20g
- 油揚げ …… 5g
- にんじん、れんこん、ごぼう …… 各20g
- 干ししいたけ …… 3g
- ごま油 …… 小さじ1弱（3g）
- ⓐ
  - 干ししいたけのもどし汁 …… 50mℓ
  - 酒 …… 小さじ1弱（4g）
  - みりん …… 小さじ$\frac{2}{3}$（4g）
  - しょうゆ …… 小さじ$\frac{1}{2}$（3g）

卵 …… $\frac{1}{4}$個（12.5g）
油 …… 小さじ$\frac{1}{4}$（1g）
さやえんどう …… 1g

※パック入りのものか、でんぷん米を炊いたもの。

作り方

1 干ししいたけは多めの水でもどす（もどし汁はとっておく）。
2 すし酢の材料を合わせる。
3 鶏肉は1cm角に、油揚げとにんじんは細切り、れんこんは薄いいちょう切り、ごぼうはささがき、しいたけは薄切りにする。
4 なべにごま油を熱し、3をいためる。ⓐを合わせて加え、汁がなくなるまで煮つめる。
5 卵はときほぐし、油を引いたフライパンで薄焼きにする。あら熱がとれたら細く切る。さやえんどうはさっとゆでて細切りにする。
6 温かいでんぷんごはんに、すし酢と4の具材を混ぜ合わせる。器に盛り、5の卵とさやえんどうを散らす。

献立アイデア

具だくさんですが、エネルギーが少なめなので、少しボリュームのある副菜を。
- 中国風サラダ（ツナ入り）（51ページ）
- とうもろこしと枝豆のかき揚げ（69ページ）など

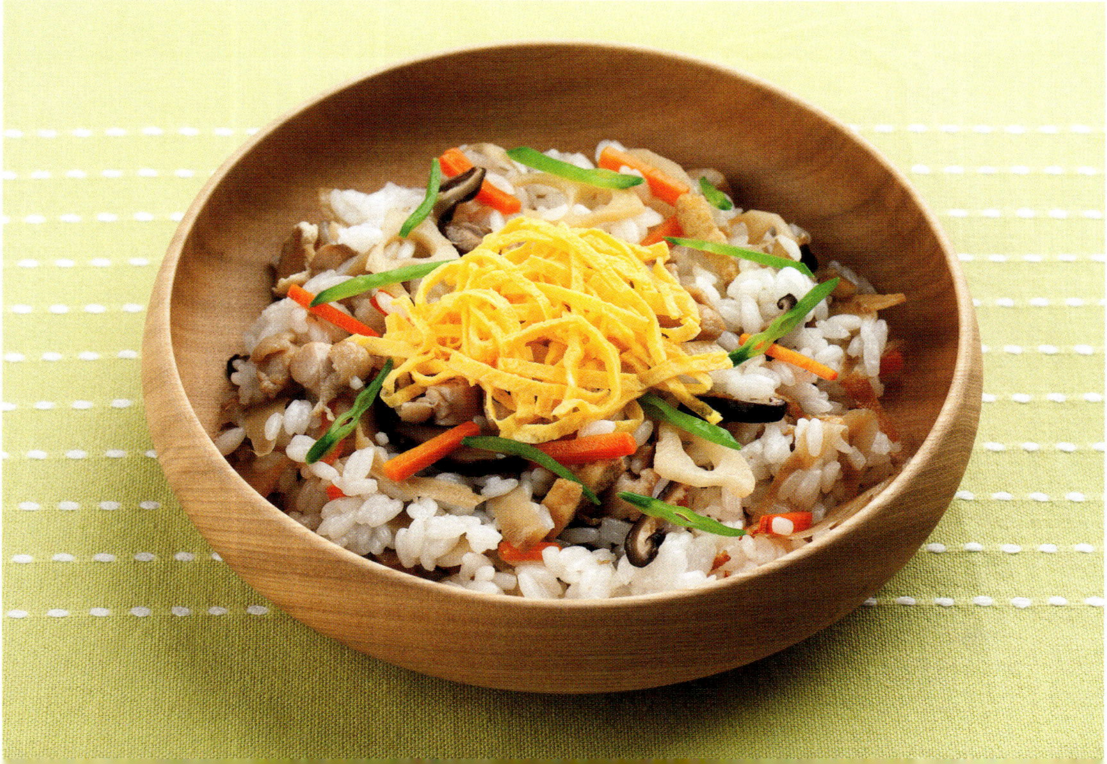

column

でんぷん米と低たんぱくごはんの違い

この本で「低たんぱくごはん」と呼んでいるのは、たんぱく質調整米を炊いたごはんのことです。たんぱく質調整米とは、普通の米（うるち米）を加工して、たんぱく質量を低減させたもの。加工のしかたは商品によって違いますが、乳酸菌や酵素の力を使ってたんぱく質成分を除去しています。つまり、低たんぱくごはんは、「たんぱく質をとり除いた米を炊いたごはん」ということです。

一方、でんぷん米は、「米」という言葉がついていますが、原料に米は使われていません。小麦でんぷんやとうもろこしでんぷん（コーンスターチ）を原料にして、米粒の形に成形したでんぷん製品です。そのため、当然ながら味も食感も普通のごはんとは異なります。

たんぱく質量がごくわずかであるという点は、でんぷん米も低たんぱくごはんも同じですが、食味に関しては、原料が米である低たんぱくごはんのほうが、いくらかごはんに近いといわれます。

しかし、でんぷん米にはでんぷん製品ならではのよさがあります。主食としてはもちろん、副食の素材としても使用可能であり、応用範囲が広いことです。塩、しょうゆ、みそなどの基本的な味つけのほか、カレー粉などの香辛料、ジャムなどの甘味にもなじみ、あらゆる味つけが可能です。101ページで紹介している「フィッシュボール」には、でんぷんごはんが使われています。たんぱく質源を控えた分のエネルギー確保に役立つばかりでなく、つぶつぶした食感が料理のアクセントになっています。

また、血糖値、中性脂肪が上昇しにくいのも、でんぷん製品の利点です。血糖や脂質のコントロールという意味においても、積極的に活用したい食品といえるでしょう。

でんぷん米の炊き方

炊飯器で炊く場合

1 でんぷん米に水を加え、3〜4時間置く。
2 でんぷん米が水を吸ったら、もち粉を混ぜ、炊飯器の「早炊き」設定で炊く。
3 炊き上がったら、「早炊き」設定で、もう一度炊く。

- 1食分ずつラップに包んで冷凍保存してもよい。食べるときは、電子レンジで加熱して温める。

電子レンジで炊く場合

1 耐熱容器にでんぷん米を入れ、水を加えて3〜4時間置く。
2 でんぷん米が水を吸ったら、もち粉を混ぜ、ふわりとラップをかけ電子レンジ（600W）で3分加熱する。
3 ラップをはずし、混ぜて水けをとばす。
4 再びラップをし、電子レンジで2分加熱する。水けがなくなっていればでき上がり。

低たんぱくパンのアレンジレシピ

低たんぱくパンは、手作りソースなどで味に変化をつけると
飽きずに食べられます。自分に合ったエネルギー量、たんぱく質、
塩分などを考えて、食べる量や組み合わせるおかずを調整しましょう。

ガーリックトースト

にんにくとバターの香りが食欲をそそります。
パンは食パンタイプのものを使ってもOK。
やや塩分があるので、おかずの塩分は控えめに。

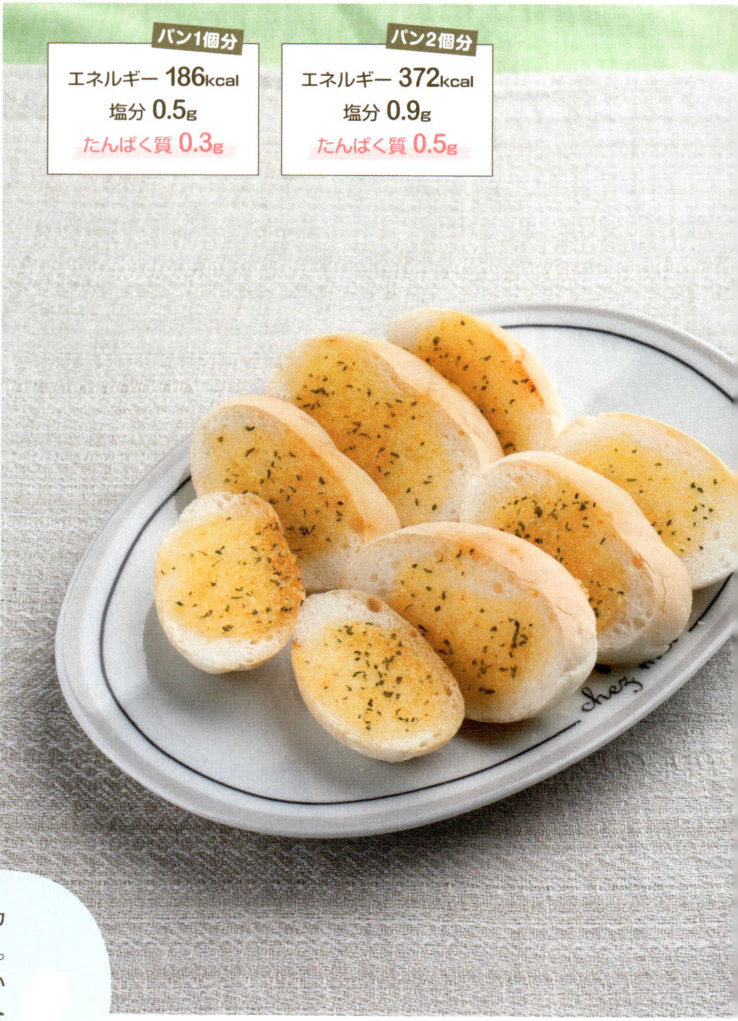

パン1個分
エネルギー 186kcal
塩分 0.5g
たんぱく質 0.3g

パン2個分
エネルギー 372kcal
塩分 0.9g
たんぱく質 0.5g

材料（作りやすい量、パン２個分）

低たんぱくパン……2個（100g）
ガーリックマヨソース
- マヨネーズ……小さじ2（8g）
- 有塩バター……4g
- にんにくのすりおろし……ミニスプーン1弱（1g）
- パセリ……少量
- 一味とうがらし……少量

作り方

1 丸パンは斜めに4等分に切る。バターは室温においてやわらかくする。
2 ガーリックマヨソースの材料をすべて混ぜ合わせ、パンに塗る。
3 トースターで5分焼く。

応用アイデア
焼き加減やパンの切り方はお好みで。カリカリにしたいならもっと薄く切ってもOKです。トーストしたあとでソースを塗ってもかまいません。ソースは、野菜スティックやサラダなどの味つけにも使えます。

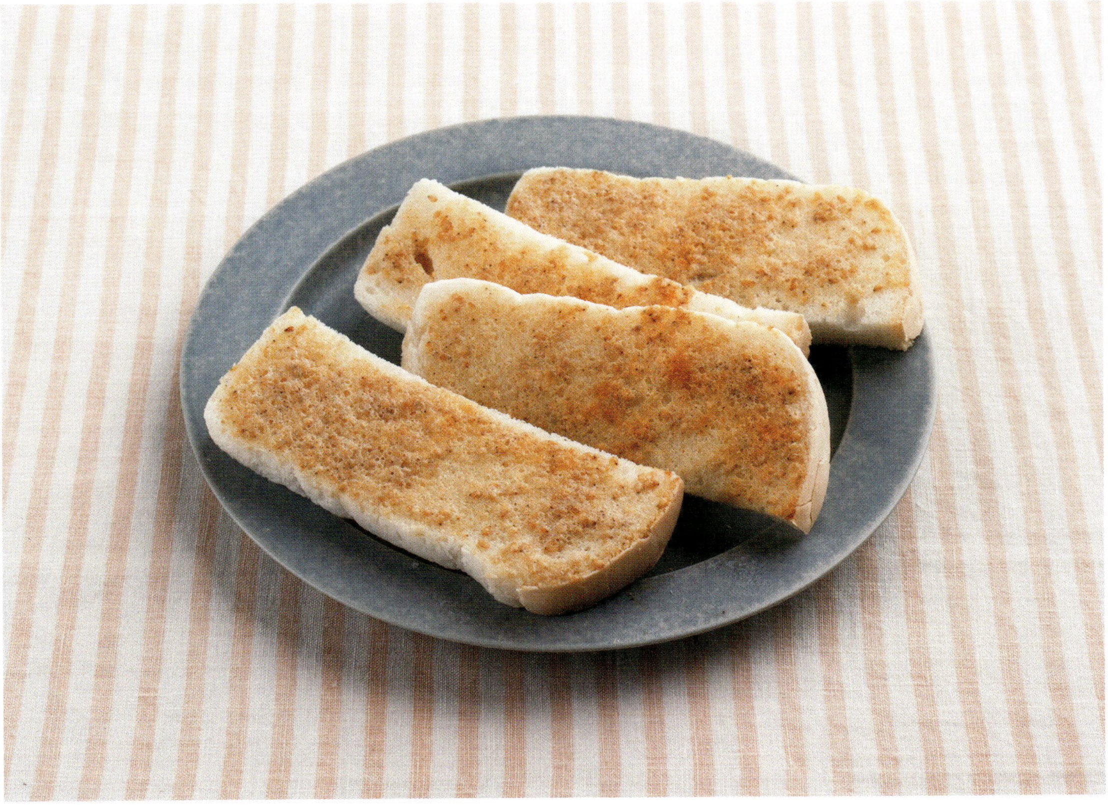

セサミトースト

**すりごまの入ったセサミソースで、トーストの香ばしさがアップ！
練乳のやさしい甘味が、やや甘めの低たんぱくパンとよく合います。**

	パン1枚分	パン2枚分
エネルギー	187kcal	373kcal
塩分	0.4g	0.7g
たんぱく質	1.2g	2.4g

材料（作りやすい量、パン２枚分）

低たんぱく食パン……2枚（100g）
セサミソース
- 無塩バター……4g
- 練乳……15g
- すりごま……小さじ2（4g）

作り方

1 パンは縦半分に切る。バターは室温においてやわらかくする。
2 セサミソースの材料をすべて混ぜ合わせ、パンに塗る。
3 トースターで5分焼く。

応用アイデア

セサミソースは焼いたパンに塗ったり、サンドイッチのようにはさんだりしてもよいでしょう。丸パンを使う場合は、ガーリックトーストと同じように薄くスライスしてソースを塗ります。

パンプディング

低たんぱくパンのパサパサ感が気になるかたには、特におすすめの食べ方です。
卵を使うので、おかずのたんぱく質は控えたほうがよいでしょう。

1人分
エネルギー 264kcal
塩分 0.6g
たんぱく質 5.0g

材料（1人分）

低たんぱく食パン……1枚（50g）

ⓐ
- 卵……$\frac{1}{2}$個（25g）
- 牛乳……50g
- 砂糖……15g

作り方

1 食パンは9等分の正方形に切る。
2 ⓐを混ぜ合わせ、1の食パンを10分ほど浸してしみ込ませる。
3 2を卵液ごと耐熱の器に入れ、180℃のオーブンで15分ほど焼く。

応用アイデア

パンを大きめに切り、卵液とともに平らなバットなどに入れて浸し、卵液がよくしみ込んだパンをフライパンで焼けば、フレンチトーストになります。砂糖の量は好みに合わせて増減してもかまいません。

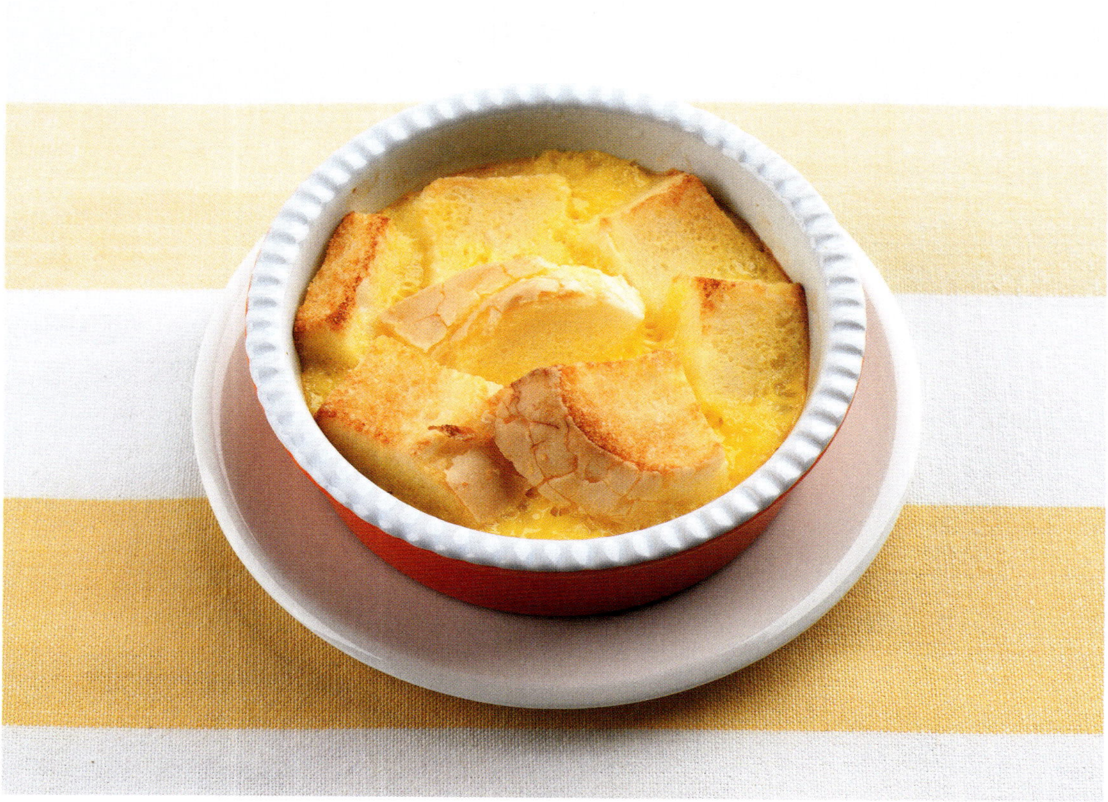

炊飯器で作る

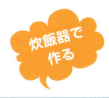

手作り低たんぱくパン

低たんぱくパンは、家庭で手作りすることもできます。
市販の「たんぱく質調整パンミックス」を使いましょう。
炊飯器を利用すれば、発酵から焼き上げまで手軽にできます。

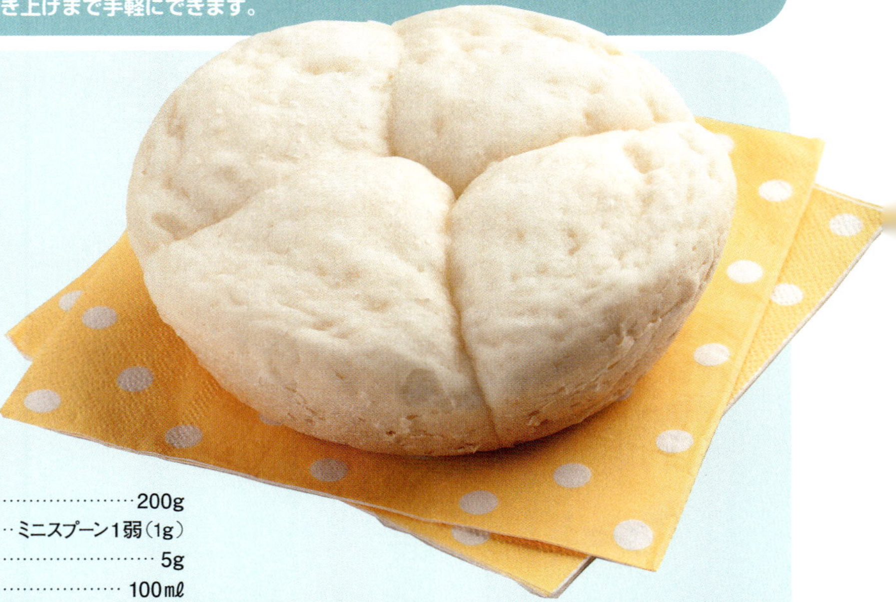

1食分（¼量）

エネルギー 239kcal
塩分 0.4g
たんぱく質 2.4g

材料（作りやすい量、4食分）

ⓐ	たんぱく質調整パンミックス	200g
ⓐ	塩	ミニスプーン1弱（1g）
ⓐ	スキムミルク	5g
ⓑ	ぬるま湯	100mℓ
ⓑ	砂糖	20g
ⓑ	ドライイースト	1.5g
	マヨネーズ	小さじ2½（10g）
	無塩バター※	10g

※室温においてやわらかくしておく。

作り方

1. ⓐを炊飯器の中で混ぜ合わせる。ⓑを混ぜ合わせて加え、マヨネーズも加えて、手でこねる。
2. まとまってきたら、バターを少し残して加え、なめらかになるまでこねる。
3. 残しておいたバターを手に塗り、生地をきれいにひとまとめにする（A）。
4. 一次発酵させる。炊飯器を保温にして10分おき、スイッチを消して30分おく（B）。
5. ふくらんだらガス抜きをし、生地を4等分にして炊飯器にもどして、4と同様の方法で二次発酵させる。
6. 炊飯のスイッチを押し、炊き上がったら裏返して、再び炊飯のスイッチを押す。炊き上がれば完成。

上の写真は発酵前の生地。一次発酵を終えると、下の写真くらいにふくらみます。

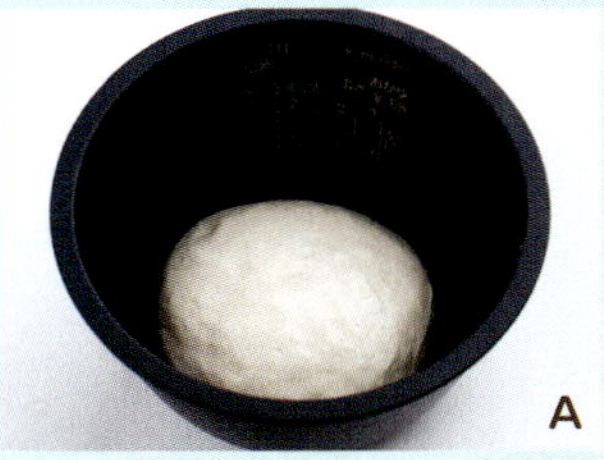

発酵前

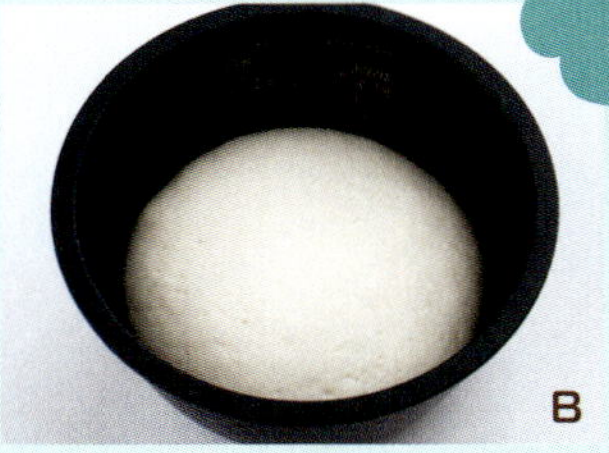

一次発酵後

ふっくらと ふくらむ

和・洋・中のメニューが充実！

「めん類・粉類」の低たんぱく食品

めん類や粉類には、意外に多くのたんぱく質が含まれています。
低たんぱく食品を活用し、めん料理はもちろん、お好み焼き、チヂミなども
献立にとり入れて、食事のバリエーションを楽しみましょう。

低たんぱくめん

多くはでんぷんを主原料としたでんぷんめんです。
生めん、乾めん、冷凍めんとさまざまなものがあります。
ゆでるときはたっぷりの湯で。最初に軽くほぐしたらあまり触れないようにします。
ゆで上がったらざるにあけ、流水で洗ってよくぬめりをとりましょう。
温かくして食べる場合は、食べる直前に熱湯をかけて温めたり、
熱いスープをかけたりするとよいでしょう。

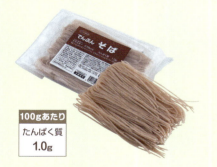

100gあたり
たんぱく質
1.0g

ジンゾウ先生の
でんぷんそば（100g×3）

田舎そば粉を使用。食感は普通のそばと違ってもちもちしているが、そばの風味が感じられる。

80gあたり
たんぱく質
0.24g

そらまめ食堂
たんぱく質調整そうめん
（80g×4束）

普通のそうめんと比べ、ややもっちりしているが、のどごしがよく、食べやすい。食塩不使用なので塩分もわずか。

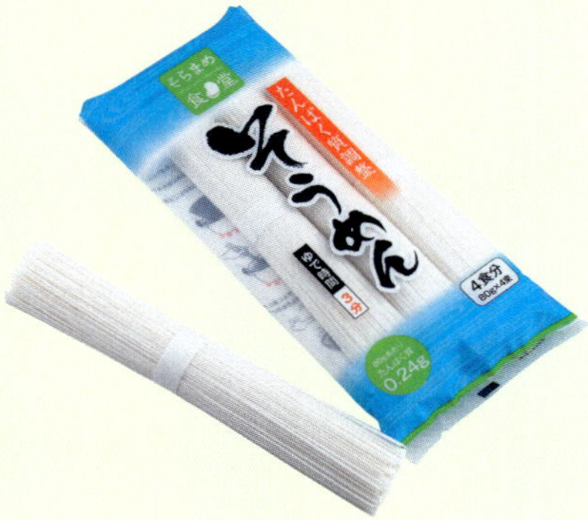

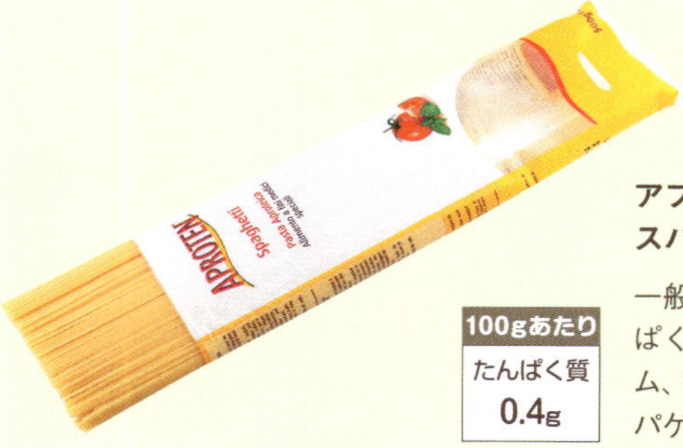

アプロテン たんぱく調整シリーズ
スパゲティタイプ（490g）

一般的なスパゲティと比べると、たんぱく質は約20分の1で、食塩、カリウム、リンも調整されている。普通のスパゲティに近い食感。

100gあたり
たんぱく質
0.4g

でんぷん 薄力粉など

でんぷんを主原料とするため、かたくり粉に似た質感です。
薄力粉などの小麦粉とは成分が異なるため、扱い方にコツがあります。
水、牛乳、油など液体状のものと合わせて調理する場合、分量のちょっとした加減で、生地がかたくなったりべたついたりと、大きな差が出ることがあります。
きちんと計量することがとてもたいせつです。

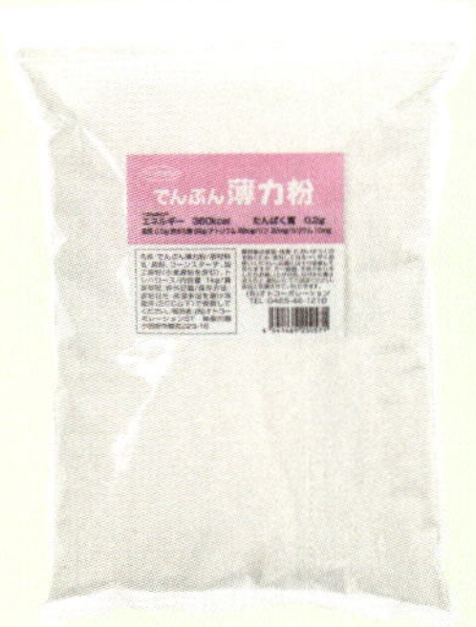

100gあたり
たんぱく質
0.2g

ジンゾウ先生の でんぷん薄力粉 (1kg)

お好み焼き、天ぷら、お菓子など、さまざまな料理に、普通の小麦粉と同じように使える。

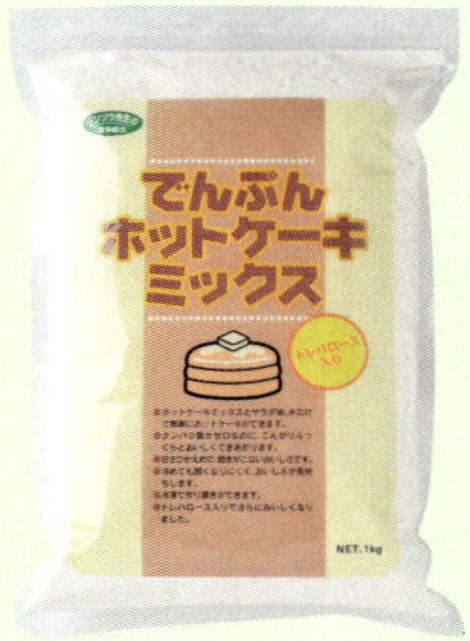

100gあたり
たんぱく質
0g

ジンゾウ先生の でんぷんホットケーキ ミックス (1kg)

水とサラダ油を混ぜて焼くだけで、低たんぱく質のホットケーキが作れるミックス粉。

ジンゾウ先生の でんぷん楽らくうどん (85g×5)

85gあたり
たんぱく質
0.17g

インスタントラーメンのようなブロック状になったノンフライうどん。ゆでると、もちもちした食感で食べごたえがある。

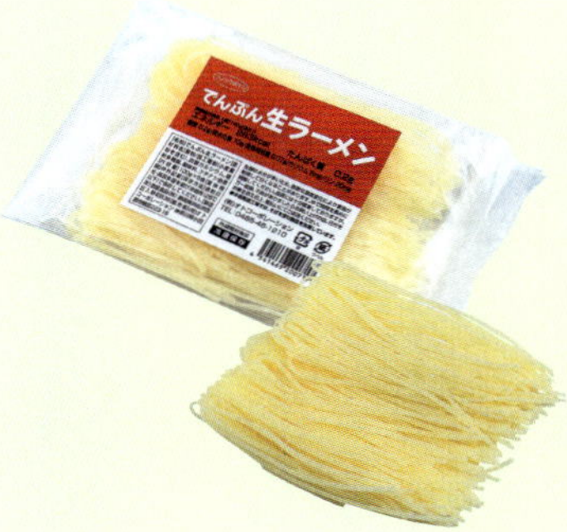

ジンゾウ先生の でんぷん生ラーメン (100g×5)

100gあたり
たんぱく質
0.2g

生めんの本格的な食感が楽しめる。たんぱく質のほか、食塩、カリウム、リンもおさえられている。

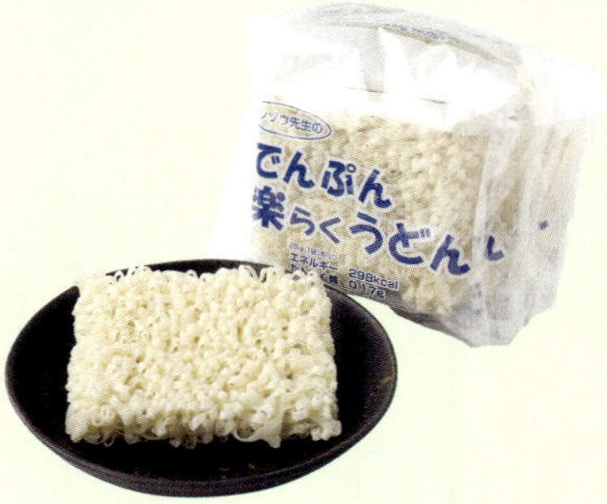

げんた冷凍めん うどん風 (200g×5)

200gあたり
たんぱく質
0.2g

冷凍タイプなのでこしがある。凍ったままゆでるか、電子レンジで加熱調理。食塩無添加で、1食分（200g）あたりの塩分は0.03g。

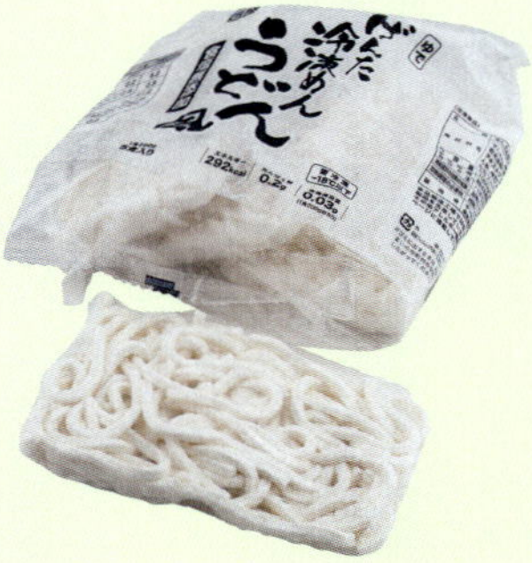

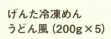

 ● これらの商品は㈱ヘルシーネットワークの通信販売で購入可能です。 TEL：0120-236-977 https://www.healthynetwork.co.jp

低たんぱくめんで一品料理

でんぷんをおもな原料とする低たんぱくのめん類なら、
具材やスープなどを充実させることができるので、
くふうしだいでさまざまな料理のバリエーションが広がります。

サラダそば

わさびのきいたドレッシングなら、めんつゆをかけるよりも減塩できます。
香味野菜がたっぷりのさっぱりとしたおいしさ。

1人分
エネルギー 424kcal
塩分 1.6g
たんぱく質 6.1g

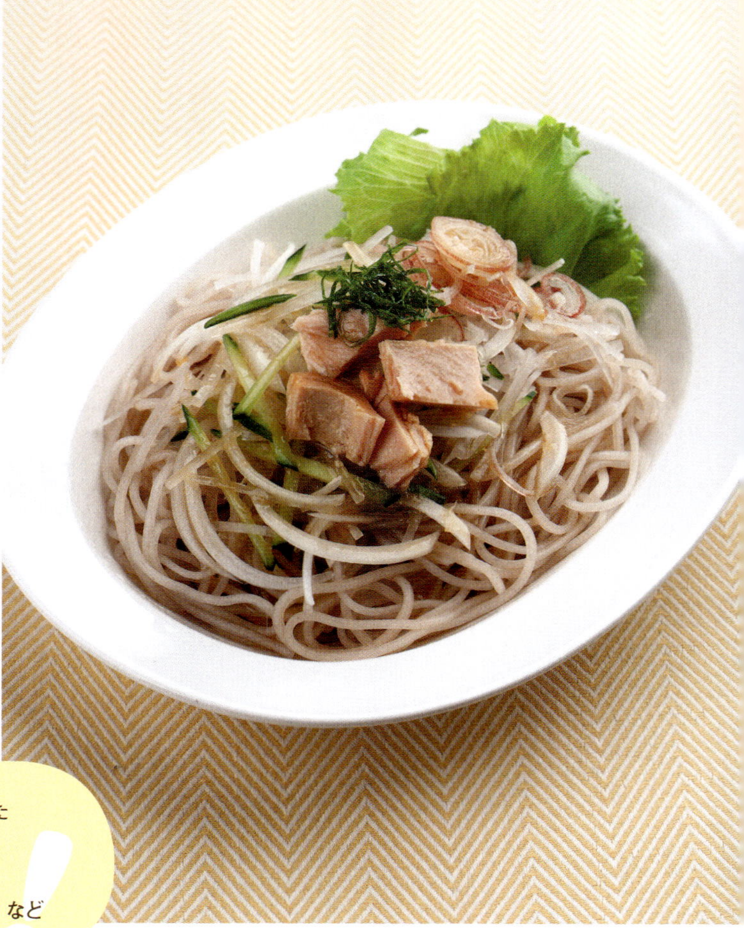

材料（1人分）

でんぷんそば	100g
ツナ（油漬け缶詰め）	20g
レタス	10g
玉ねぎ、大根	各15g
きゅうり、みょうが	各10g
青じそ	2g
ドレッシング	
練りわさび	小さじ$\frac{1}{2}$強（3g）
砂糖	小さじ$\frac{2}{3}$（2g）
酢	小さじ1（5g）
めんつゆ（3倍濃縮）	12g
水	10mℓ
ごま油	小さじ1$\frac{1}{4}$（5g）

作り方

1. レタスは食べやすい大きさにちぎる。玉ねぎはスライスし、大根ときゅうりはせん切り、パプリカとみょうがは薄切りにし、水にさらす。
2. 1の水けをよくきり、混ぜ合わせる。
3. ドレッシングの材料をよく混ぜ合わせる。
4. でんぷんそばを表示どおりにゆでて、ざるにあけて流水でよく洗い、ぬめりをとる。しっかりと水けをきる。
5. 器にレタスを敷き、そばを盛る。そばの上に2の野菜、ツナ、青じそのせん切りを盛りつけ、ドレッシングをかける。

献立アイデア

手軽な昼食におすすめの一品。油を使った副菜を添えてエネルギーアップしても。
・夏野菜の焼き浸し（47ページ）
・とうもろこしと枝豆のかき揚げ（69ページ）など

タンタンつけめん

つけだれに豆乳を加えてこくを出しています。
塩分たった1gなのに、深みのある味わいで大満足の一品です。

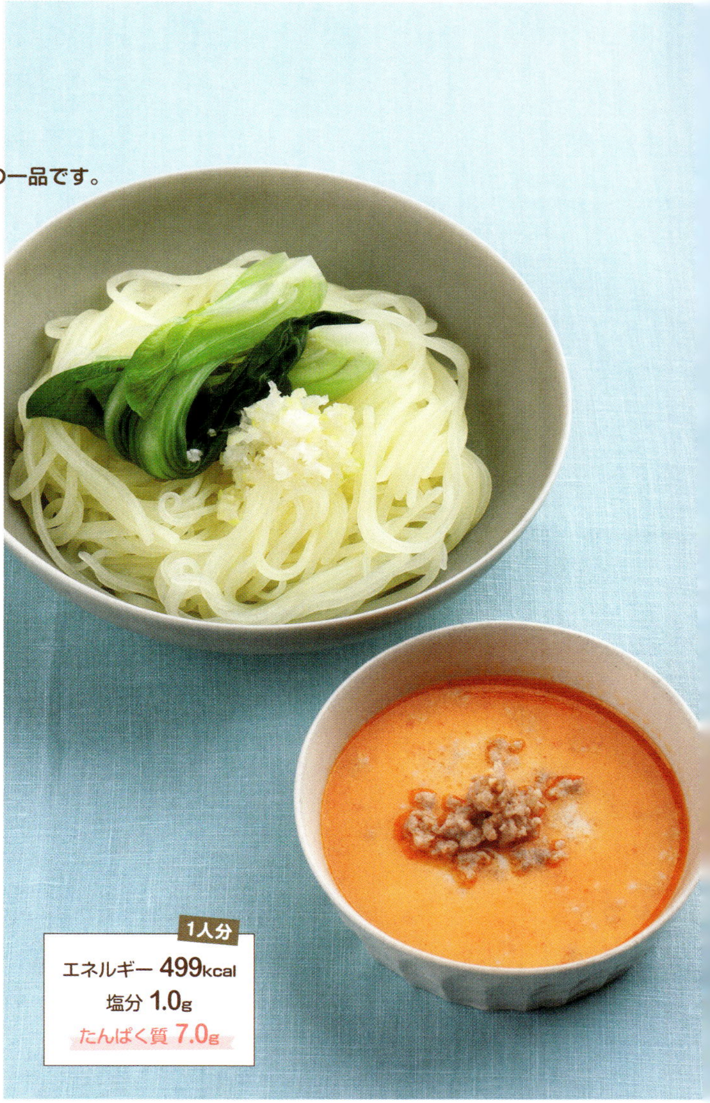

1人分
エネルギー 499kcal
塩分 1.0g
たんぱく質 7.0g

材料（1人分）

┌	でんぷん生ラーメン	100g
└	ごま油	小さじ1弱（3g）
	青梗菜	30g
	ねぎ	3g
	豆乳（無調整）	70g
	豚ひき肉	20g
	ごま油	小さじ2（8g）
ⓐ	しょうがのすりおろし	ミニスプーン1弱（1g）
ⓐ	にんにくのすりおろし	ミニスプーン1弱（1g）
ⓐ	豆板醤《とうばんじゃん》	1g
ⓑ	水	50mℓ
ⓑ	すり白ごま	小さじ$\frac{1}{2}$（1g）
ⓑ	砂糖	小さじ$\frac{1}{3}$（1g）
ⓑ	酒	小さじ2（10g）
ⓑ	減塩しょうゆ※	小さじ$\frac{1}{3}$（2g）
ⓑ	鶏ガラスープの素	小さじ$\frac{1}{3}$（1g）
	ラー油	0.5g

※減塩しょうゆだと多めに使えるため、塩分以外の風味やうま味が加わり、おいしくなります。普通のしょうゆを使う場合は1gに減らします。

作り方

1 ねぎはみじん切りにする。青梗菜はさっとゆでる。でんぷんラーメンは表示どおりにゆで、ざるにあけて流水でよく洗い、ぬめりをとる。

2 めんにごま油をからめて器に盛り、青梗菜を添え、ねぎをのせる。

3 フライパンにごま油を熱し、ⓐをいためる。

4 ひき肉を加えてさらにいため、ⓑを入れて煮立て、ひき肉に火を通す。

5 豆乳を加えてひと煮立ちしたら器に入れ、好みでラー油をたらす。

献立アイデア

手軽にできて箸休めになる、サラダなどを添えて野菜をプラスするとよいでしょう。

・キャベツのナムル（59ページ）
・水菜のサラダ（50ページ）など

イカのカルボナーラ

たんぱく質の多いカルボナーラも低たんぱくマカロニなら OK！
スパゲティタイプより少量でもかさが出るので、見た目にも満足感があります。

1人分
エネルギー 414kcal
塩分 0.4g
たんぱく質 7.7g

材料（1人分）

低たんぱくマカロニ	40g
ヤリイカ	10g
玉ねぎ	15g
オリーブ油	小さじ2½（10g）
生クリーム（乳脂肪）	25g
パルメザンチーズ	10g
卵	5g
あらびき黒こしょう	適量

作り方

1 ヤリイカを食べやすい大きさに細かく切る。玉ねぎはせん切りにする。卵はよくときほぐす。
2 フライパンにオリーブ油を熱し、玉ねぎを焦がさないようにいため、イカを加えてさっといためる。
3 生クリームを加えてひと煮立ちさせ、よく混ぜる。
4 チーズを加えて混ぜ、火を消す。卵を流しこみ、さっと混ぜる。
5 ゆでたてのマカロニを加えてさっと混ぜ、器に盛る。好みでこしょうをふる。

献立アイデア

野菜は玉ねぎだけなので、ブロッコリーやトマトなど、緑黄色野菜がとれるサラダを。
・花野菜サラダ（73ページ）
・トマトとレタスのサラダ（55ページ）など

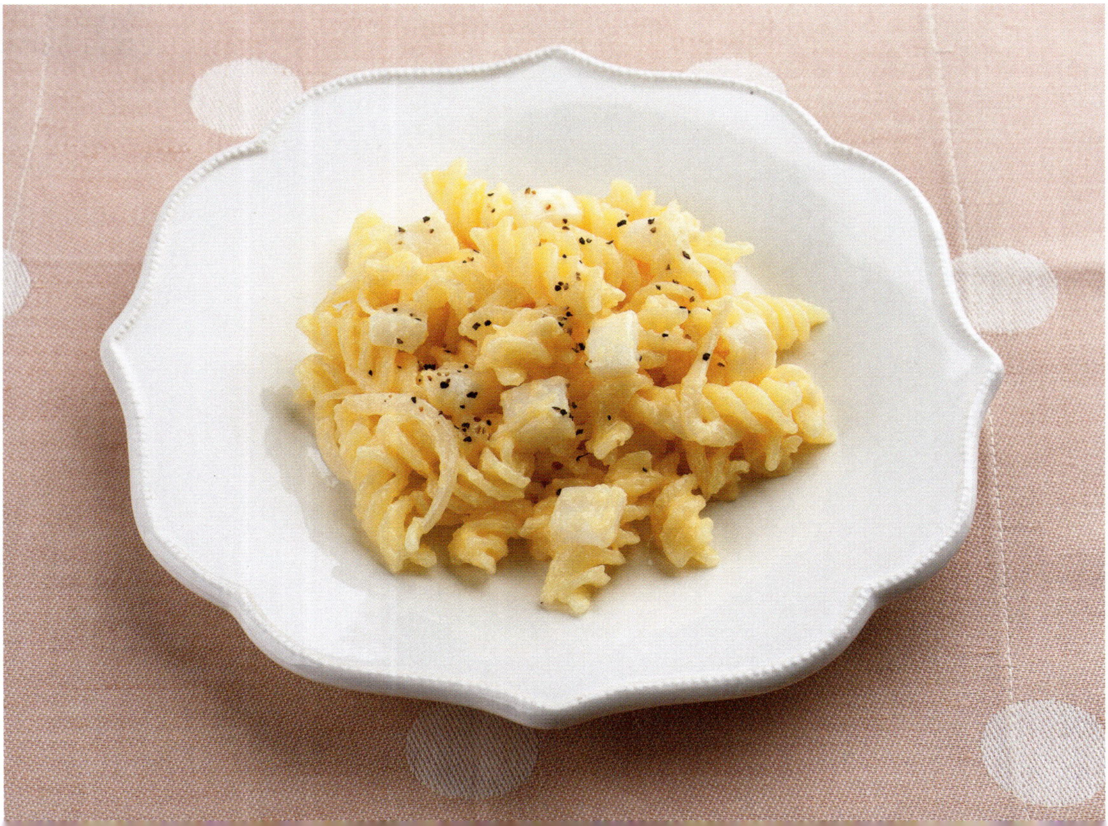

ピリ辛うどん

**でんぷんうどんはくっつきやすいので、油をからめて食べやすくします。
肉みそには野菜をたっぷり加えてボリュームアップしています。**

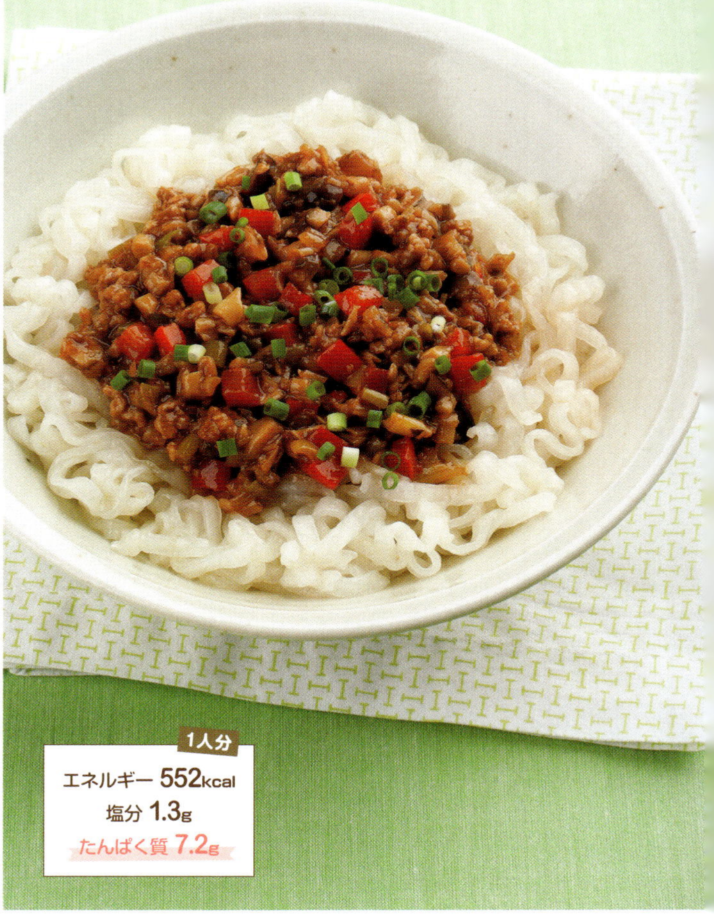

1人分
エネルギー 552kcal
塩分 1.3g
たんぱく質 7.2g

材料（1人分）

	でんぷんうどん（乾）	85g
	オリーブ油	小さじ1¼(5g)
オリーブ油		小さじ2¼(9g)
ⓐ	ねぎ	60g
ⓐ	しめじ	60g
ⓐ	パプリカ（赤）	20g
豚ひき肉		20g
ⓑ	赤とうがらしの小口切り	少量
ⓑ	しょうがの搾り汁	0.5g
ⓑ	酒	小さじ½強(3g)
ⓑ	豆板醤《とうばんじゃん》	小さじ¼強(2g)
ⓑ	甜麺醤《てんめんじゃん》	10g
水		20mℓ
	でんぷん薄力粉	3g
	水	小さじ1強(6mℓ)
小ねぎの小口切り（あれば）		少量

作り方

1 ⓐの材料を5mmくらいの大きさに切りそろえる。

2 フライパンにオリーブ油（半量）を熱してねぎをよくいため、残りの野菜も加えてさらによくいためる。しんなりとなったらボールに移す。

3 空いたフライパンに残りのオリーブ油を熱し、豚ひき肉をよくいため、色が変わったらⓑの材料を加え、肉に味をしみこませるようにいためる。

4 2の具材を加えてよく混ぜ合わせ、水を加えてさらによく混ぜる。水でといたでんぷん薄力粉を加えてとろみをつける。

5 でんぷんうどんを表示どおりにゆで、ざるにあけて流水でよく洗い、ぬめりをとる。水けをよくきり、オリーブ油をからめる。

6 器にうどんを盛りつけ、4のあんをかける（あんがさめている場合は温めてからかける）。小ねぎを散らす。

献立アイデア

具で野菜ときのこが140g分とれ、ボリュームたっぷりなので、昼食だったらこの一品でOK！ 食後に季節のフルーツなどを添えてもよいでしょう。

でんぷん薄力粉は味も香りも特にくせがなく、
普通の薄力粉と同じように幅広い料理に使うことができます。
粉の質に特徴があるので、いろいろ試して使い方のコツをつかみましょう。

でんぷん薄力粉の活用レシピ

でんぷんお好み焼き

お好み焼きは野菜もたっぷり入って栄養満点。
この1品だけで1食分のエネルギーがとれて、食べごたえも充分です。

材料（1人分）

ⓐ	でんぷん薄力粉	100g
ⓐ	和風顆粒だし	小さじ⅓（1g）
ⓐ	卵	½個（25g）
ⓐ	水	90mℓ
	キャベツ	100g
	豚バラ薄切り肉	20g
	油	小さじ1¼（5g）
	中濃ソース	大さじ½弱（10g）
	マヨネーズ	小さじ2½（10g）
	青のり	少量

作り方

1 キャベツは1cm程度のざく切りにする。豚肉は3cm長さに切る。
2 ボールにⓐを入れて、だまがなくなるまで混ぜ、キャベツを混ぜ合わせる。
3 フライパンに油を熱し、2の生地を2cm程度の厚みになるよう広げる。表面をならし、上に豚肉を並べる。
4 ふたをして弱火で約7分、裏返してさらに約7分焼く。
5 肉の面を上にして器に盛り、ソースとマヨネーズをかけて青のりをふる。

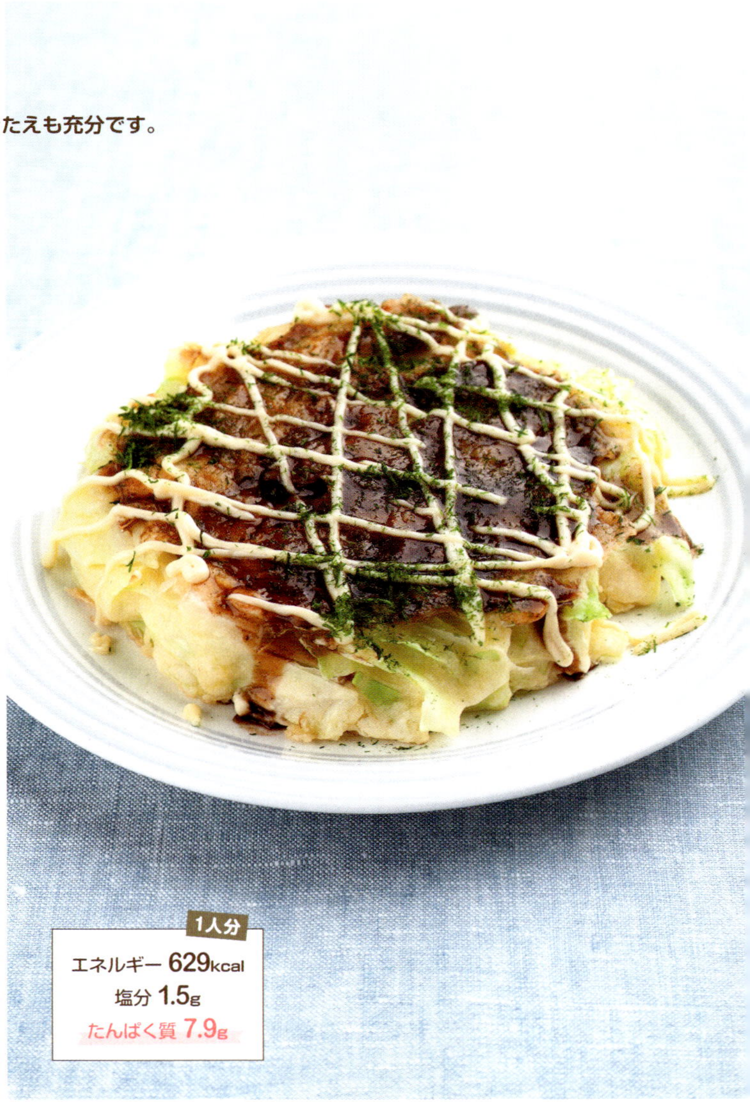

1人分
エネルギー 629kcal
塩分 1.5g
たんぱく質 7.9g

フィッシュボール

**カレイをタラやサケなど別の魚に変えたり、
エビや鶏肉などに変えたりしても、違った味や食感が楽しめます。**

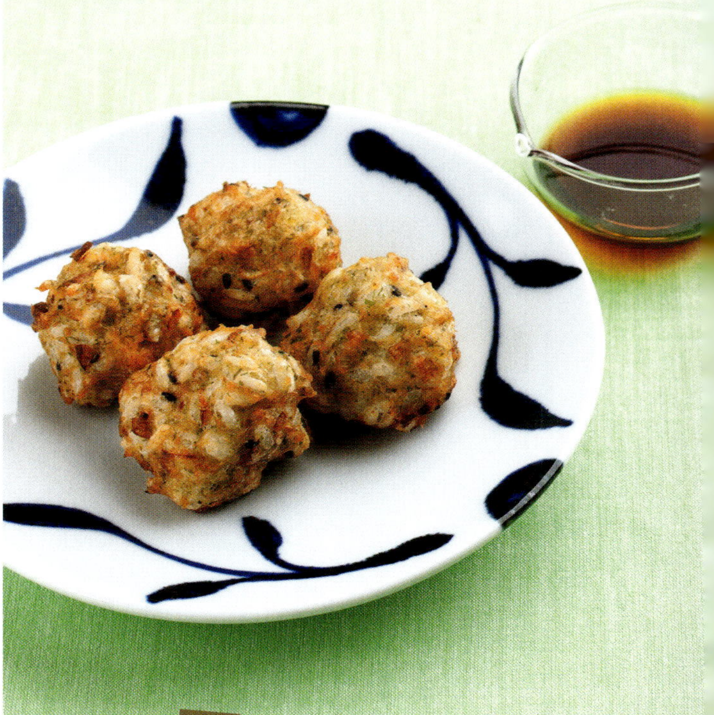

1人分
エネルギー 263kcal
塩分 0.9g
たんぱく質 7.7g

材料（1人分）

	でんぷんごはん	40g
	むきカレイ	30g
	ねぎ	10g
	でんぷん薄力粉	15g
ⓐ	卵	10g
ⓐ	しょうがのすりおろし	小さじ1/2(3g)
ⓐ	いり黒ごま	小さじ1/2(1g)
ⓐ	塩	ミニスプーン1/4(0.3g)
ⓐ	青のり（乾）	少量
	揚げ油	適量
	酢	大さじ1/2強(8g)
	しょうゆ	小さじ1/2(3g)

作り方

1. カレイはあらく刻み、軽く手ですりつぶす。ねぎはあらみじん切りにする。でんぷんごはんは冷たければ温める。
2. ボールに1とⓐを入れ、ヘラでよく混ぜる。最後にでんぷん薄力粉を加えて混ぜる。ある程度混ざったら、全体をよく練り混ぜる。
3. 4等分して丸く成形し、160℃に熱した揚げ油で4～5分揚げる（揚げ時間は大きさによって調節する）。
4. 器に盛り、酢としょうゆを合わせて添える。

食べ方アイデア

酢じょうゆのかわりに、すだちなどを搾って食べてもおいしい。揚げたフィッシュボールは冷凍保存できるので、まとめて多めに作るとよいでしょう。電子レンジで加熱してそのまま食べるほか、なべの具材にするのもおすすめです。160℃の低温の油でじっくり揚げるのがおいしく作るポイント。

キムチ入りでんぷんチヂミ

1人分
エネルギー 280kcal
塩分 0.9g
たんぱく質 5.4g

生地を薄く広げて、多めの油でカリッと焼き上げるのがおいしく作るコツです。キムチでしっかりと味がついているので、たれに入れるしょうゆはごく少量に。

材料（1人分）

	でんぷん薄力粉	30g
	水	25mℓ
	卵	20g
ⓐ	キムチ	20g
ⓐ	にら	15g
ⓐ	緑豆もやし	20g
ⓐ	豚バラ薄切り肉（脂身つき）	10g
ⓐ	顆粒和風だし	ミニスプーン1/3（0.2g）
	ごま油	小さじ2（8g）
ⓑ	酢	小さじ2（10g）
ⓑ	しょうゆ	小さじ1/4（1.5g）
ⓑ	ラー油	小さじ1/4（1g）
ⓑ	ねぎ	5g

作り方

1 ねぎはあらみじん切りにする。にらは4cm長さに、豚肉は一口大に切る。
2 でんぷん薄力粉に水と卵を加えて混ぜ、生地を作る。ⓐを加えて混ぜ合わせる。
3 フライパンにごま油を熱し、2の生地を薄く広げる。表面がカリッとするまで両面をよく焼き、器に盛る。
4 ⓑを合わせてたれを作り、添える。

献立アイデア

お好み焼きと違い、チヂミだけではエネルギーが足りません。さっぱりしためん料理など組み合わせるとよいでしょう。
・冷麺風そうめん（低たんぱくそうめん）（47ページ）
・サラダそば （96ページ） など

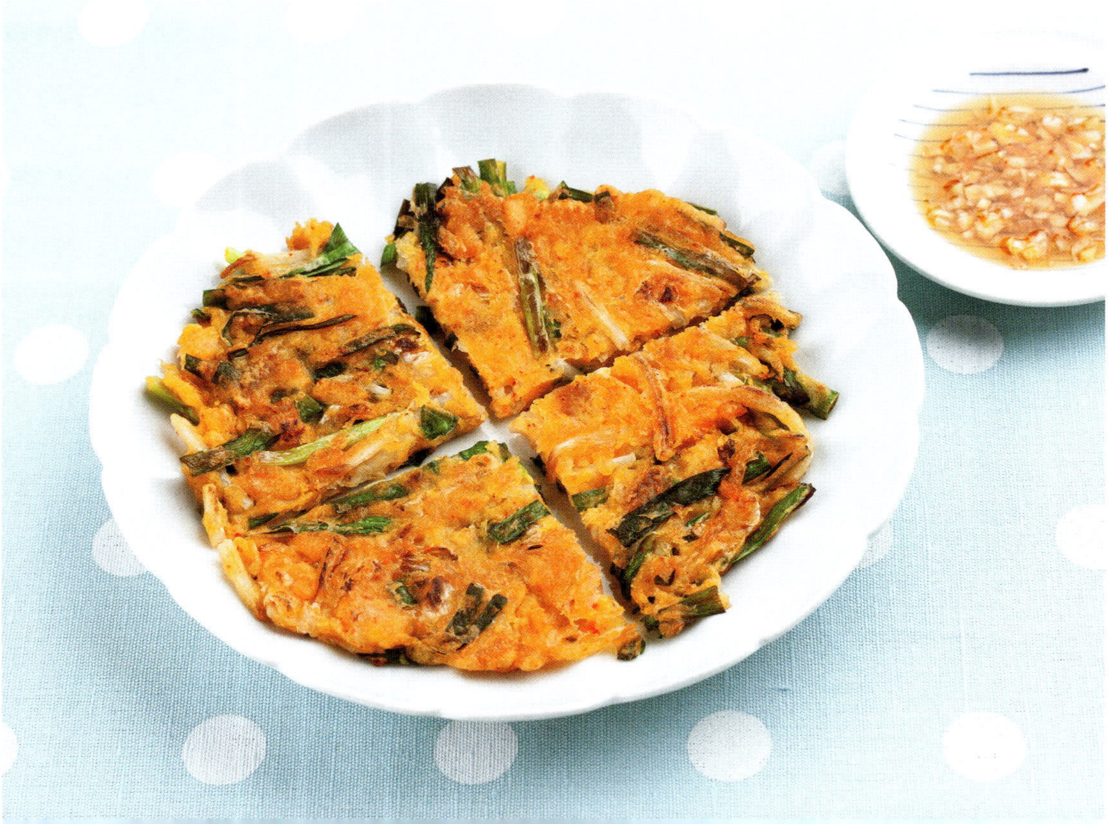

でんぷんスコーン

生地に砂糖を加えていないので、おやつではなく食事としても食べられます。バターがたっぷり入って、しっとりした食べやすいスコーンです。

1個分	
エネルギー	142kcal
塩分	0.1g
たんぱく質	0g

材料（作りやすい量、4個分）

でんぷんホットケーキミックス	80g
でんぷん薄力粉	20g
無塩バター	25g
冷水	30mℓ

アレンジレシピ

生地にチョコチップやジャムなどを加えて焼くと、バリエーションが楽しめます。チョコチップの場合、4個分の材料に対して15gくらいが目安です。作り方の**4**で冷水を混ぜ合わせたあと、加えましょう。

作り方

1. ボールにでんぷんホットケーキミックスとでんぷん薄力粉を入れて合わせる。
2. まな板の上にバターを置き、**1**の粉を多めにまぶし、包丁でみじん切りにする。
3. **2**を**1**に入れ、手でバターをつぶしながらサラサラになるまで混ぜ合わせる。
4. 冷水を加えてスプーンで混ぜ合わせ、4等分し、丸く成形する。
5. 180℃のオーブンで20～25分焼く。

食べ方アイデア

何も入れないプレーンスコーン2個で、だいたい1食分の主食に相当するエネルギー量になります。たんぱく質は0gなので、朝食のパンの代わりにもおすすめです。

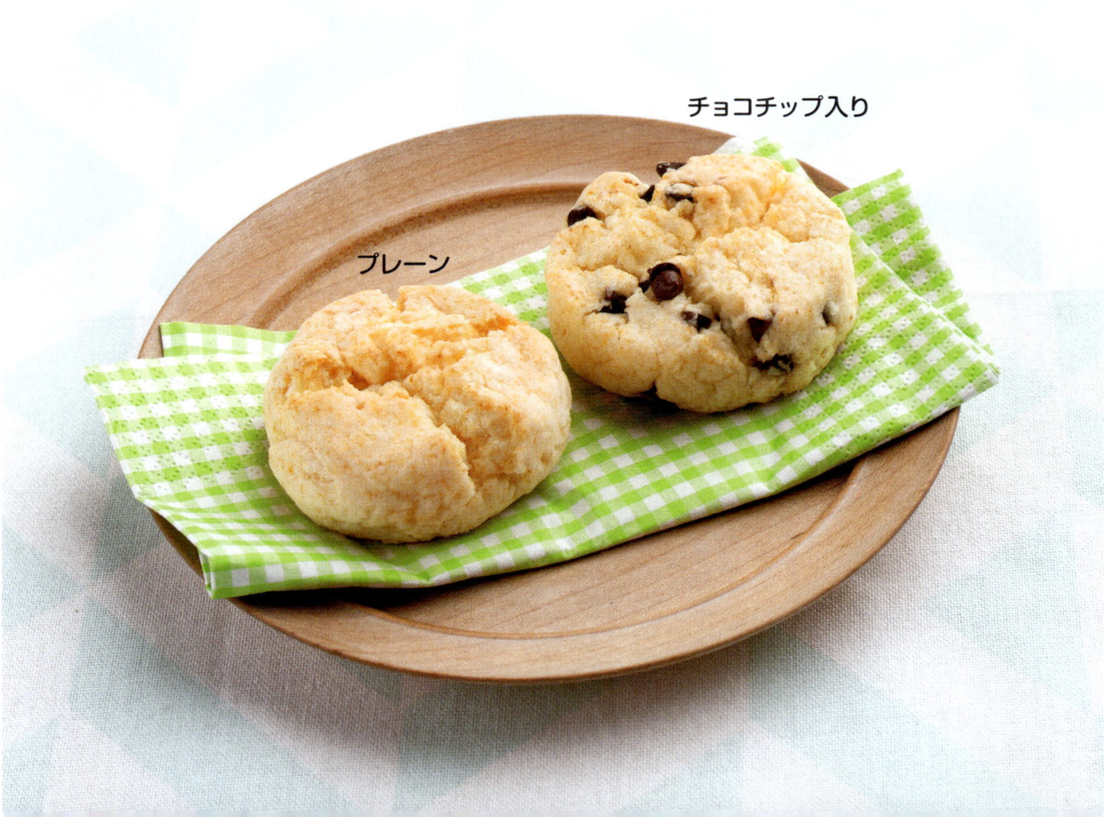

でんぷん蒸しパン

生地にマヨネーズを加えることで、こくが出てしっとりした仕上がりになります。
蒸し器を使わずに電子レンジで作る手軽なレシピです。

1個分
エネルギー 129kcal
塩分 0.3g
たんぱく質 0.8g

材料（作りやすい量、2個分）

- でんぷん薄力粉……50g
- ベーキングパウダー……ミニスプーン$\frac{1}{2}$強（0.5g）
- ⓐマヨネーズ……6g
- ⓐ砂糖……小さじ$\frac{2}{3}$（2g）
- ⓐ塩……ミニスプーン$\frac{1}{6}$（0.2g）
- 牛乳……40g

アレンジレシピ

生地にレーズンを入れて、レーズン蒸しパンにしてもよいでしょう。レーズンの量は、2個分の材料に対して8gくらいが目安です。作り方の4でいっしょに加えます。

作り方

1 ボールにでんぷん薄力粉とベーキングパウダーを入れてよく混ぜ合わせる。
2 別のボールにⓐを入れて泡立て器でよく混ぜる。
3 2に牛乳を少量（5gほど）入れて混ぜ、全体が混ざったらさらに牛乳を少量入れてよく混ぜる。なめらかになったら残りの牛乳をすべて入れてよく混ぜる。
4 3を1のボールに入れ、粉っぽさがなくなるまでスプーンなどでよく混ぜる。
5 4を耐熱性のカップに半量ずつ入れ、ふんわりとラップをかけて、電子レンジ（500W）で2分加熱する（1個の場合は1分）。

食べ方アイデア

中に肉だんごやあんこなどを入れて加熱すると、肉まん、あんまんのようになります。ただし、肉だんごやあんこはたんぱく質を含む食品なので、食べる量に注意しましょう。

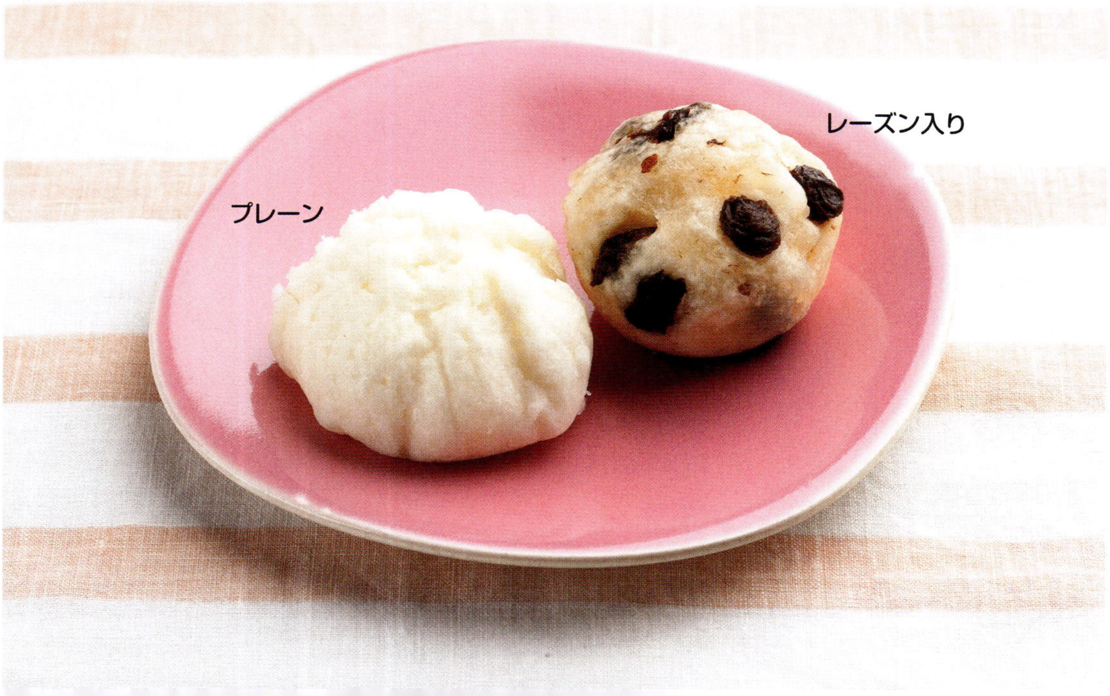

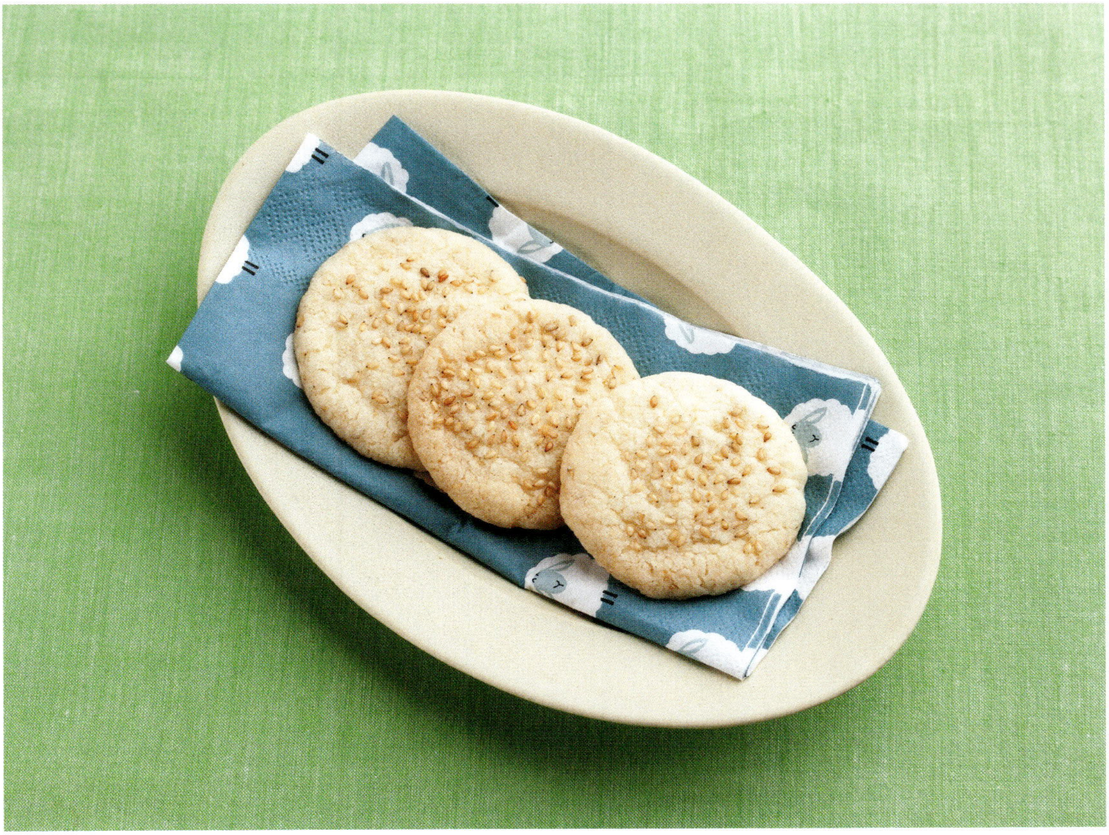

でんぷんセサミクッキー

1枚分
エネルギー 98kcal
塩分 0g
たんぱく質 0.1g

でんぷん薄力粉のクッキーは、口の中でほろっとくずれるサクサクとした食感が魅力。
ごまをたっぷり加えて、香ばしく焼き上げます。

材料（作りやすい量、6枚分）

でんぷん薄力粉	50g
無塩バター※1	40g
いり白ごま	小さじ½(1g)
すり白ごま※2	2.5g
砂糖	20g

※1 室温においてやわらかくしておく。
※2 すりごまがない場合は、いりごまをすり鉢ですって使う。

作り方

1 でんぷん薄力粉はふるう。
2 ボールに無塩バターを入れ、泡立て器でやわらかくなるまで混ぜる。砂糖を加えてさらに混ぜる。
3 2の生地が白っぽくなったら、薄力粉とすりごまを入れよく混ぜ合わせる。
4 生地を6等分して、厚さ1cmくらいの円形に成形し、クッキングシートの上に並べる。いりごまをふる。
5 180℃のオーブンでオーブンで12分焼く。

エネルギー補給に

たんぱく質ほぼゼロのおやつ

たんぱく質を制限すると、エネルギー量が不足しがちです。
そんなときは、かたくり粉などを利用した低たんぱく質のおやつがおすすめ。
ほどよい甘味で食べやすく、たんぱく質はほとんど含まれないので安心です。

1人分
エネルギー 114kcal
塩分 0g
たんぱく質 0.2g

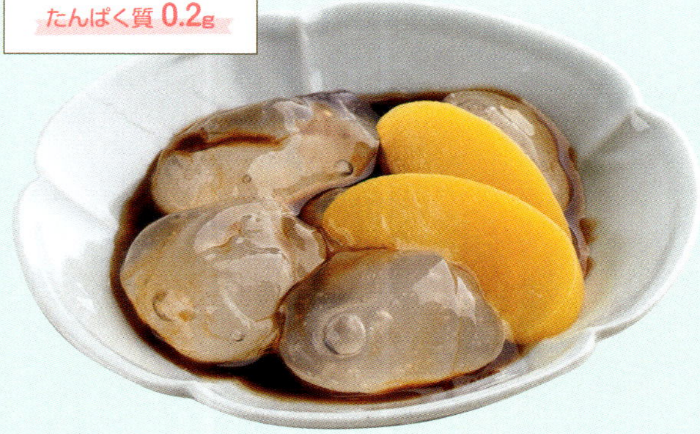

わらびもち風

材料（作りやすい量、2人分）

ⓐ
- かたくり粉……20g
- 水……150mℓ
- 粉あめ……30g

黒みつ……15g
黄桃缶詰め……30g

作り方

1 なべにⓐを入れ、火にかける前によく混ぜ合わせる。
2 弱火～中火にかけ、たえずへらで混ぜる。かたまり始めたら火を弱め、混ぜ続ける。透明になったら火を止め、1分ほど混ぜる。
3 スプーンを2本使って一口大に丸め、氷水の中に落とす。
4 水けを切って器に盛り、黒みつをかける。黄桃を食べやすく切って添える。

アップルシナモンフライ

材料（作りやすい量、2人分）

りんご……100g
かたくり粉……15g
揚げ油……適量
グラニュー糖……小さじ1弱（3g）
シナモン……1.5g

作り方

1 りんごは1～2cm厚のくし形に切る。水けをふきとり、かたくり粉をまぶす（袋の中でまぶすと簡単）。
2 180℃に熱した油で2～3分揚げる。
3 グラニュー糖とシナモンを混ぜ合わせ、2のりんごにまぶす。

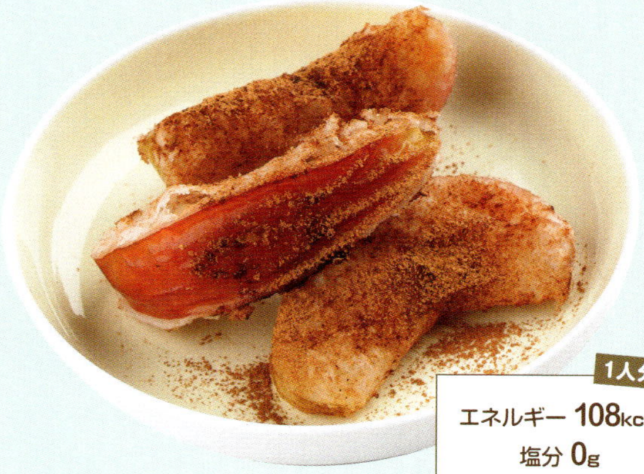

1人分
エネルギー 108kcal
塩分 0g
たんぱく質 0.1g

栄養成分値一覧

『日本食品標準成分表2015年版(七訂)』(文部科学省)に基づいて算出しています。
同書に記載のない食品は、それに近い食品(代用品)の数値で算出しました。
1人分(1回分)あたりの成分値です。市販品は、メーカーから公表された成分値のみ合計しています。
数値の合計の多少の相違は計算上の端数処理によるものです。

〔食事をこう変える！Before ➡ After〕

		料理名	掲載ページ	エネルギー kcal	たんぱく質 g	脂質 g	炭水化物 g	カリウム mg	リン mg	食塩相当量(塩分) g
ケース①朝食	普通食	かぼちゃのそぼろ煮	34	160	7.1	5.9	18.9	419	81	0.6
		納豆	34	84	7.0	4.0	5.3	284	84	0.7
		ねぎと大根のみそ汁	34	40	2.4	0.7	6.4	262	54	1.4
		ごはん	34	269	4.0	0.5	59.4	46	54	0
		合計		**553**	**20.5**	**11.1**	**90.0**	**1011**	**273**	**2.7**
	低たんぱく食	かぼちゃのそぼろ煮	35	160	7.1	5.9	18.9	419	81	0.6
		こんにゃくのピリ辛いため	35	44	0.3	3.0	2.8	29	8	0.4
		ねぎと大根のみそ汁(半量)	35	20	1.1	0.3	3.4	131	30	0.8
		低たんぱくごはん1/25	35	292	0.2	0.4	70.4	0	23	0
		合計		**516**	**8.7**	**9.6**	**95.5**	**579**	**142**	**1.8**
ケース②昼食	普通食	冷麺風そうめん	36	447	19.6	8.2	68.8	390	239	3.5
		夏野菜の焼き浸し	36	118	1.4	10	5.8	272	36	0.6
		合計		**565**	**21.0**	**18.2**	**74.6**	**662**	**275**	**4.1**
	低たんぱく食	冷麺風そうめん(低たんぱくそうめん)	37	435	6.7	9.3	80.3	218	136	1.8
		夏野菜の焼き浸し(半量)	37	59	0.7	5.0	2.9	136	18	0.3
		合計		**494**	**7.4**	**14.3**	**83.2**	**354**	**154**	**2.1**
ケース③夕食	普通食	サバの竜田揚げ	38	336	16.8	23.4	8.7	306	31	1.0
		野菜のごまみそいため	38	110	2.2	5.4	10.2	222	46	0.8
		たたききゅうりの梅あえ	38	13	0.9	0	2.3	92	19	0.4
		ごはん	38	269	4.0	0.5	59.4	46	54	0
		フルーツ(メロン)	38	21	0.6	0.1	5.2	170	11	0
		合計		**749**	**24.5**	**29.4**	**85.8**	**836**	**161**	**2.2**
	低たんぱく食	サバの竜田揚げ(半量)	39	169	8.4	11.7	4.6	156	96	0.5
		野菜のごまみそいため(半量)	39	55	1.1	2.7	5.1	111	23	0.4
		たたききゅうりの梅あえ	39	13	0.9	0	2.3	92	19	0.4
		低たんぱくごはん1/25	39	292	0.2	0.4	70.4	0	23	0
		フルーツ(メロン)	39	21	0.6	0.1	5.2	170	11	0
		合計		**550**	**11.2**	**14.9**	**87.6**	**529**	**172**	**1.3**

ケース	食種	料理名	掲載ページ	エネルギー kcal	たんぱく質 g	脂質 g	炭水化物 g	カリウム mg	リン mg	食塩相当量(塩分) g
ケース④朝食	普通食	目玉焼き	40	99	6.5	7.2	1.2	66	95	0.5
		ウインナソテー	40	137	5.3	12.4	1.2	72	76	0.8
		ピクルス	40	40	0.6	0	9.2	113	18	0.3
		野菜スープ	40	41	1.1	0.1	8.9	209	25	1.2
		トースト	40	194	5.4	2.5	37.5	57	42	0.7
		合計		**511**	**18.9**	**22.2**	**58.0**	**517**	**256**	**3.5**
	低たんぱく食	目玉焼き	41	99	6.5	7.2	1.2	66	95	0.2
		じゃが芋のカレーソテー	41	41	0.7	1.1	7.3	173	18	0.3
		ピクルス	41	40	0.6	0	9.2	113	18	0.3
		紅茶	41	21	0.1	0	5.1	10	2	0
		トースト(低たんぱくパン)	41	306	0.4	5.9	62.1	18	1	0.7
		合計		**507**	**8.3**	**14.2**	**84.9**	**380**	**134**	**1.5**
ケース⑤昼食	普通食	タラコクリームスパゲティ	42	527	22.8	12.8	75.7	375	306	2.0
		水菜とシラスのサラダ	42	50	1.9	3.1	3.8	155	44	0.5
		フルーツ(オレンジ)	42	37	0.7	0.1	9.4	144	18	0
		合計		**614**	**25.4**	**16.0**	**88.9**	**674**	**368**	**2.5**
	低たんぱく食	タラコクリームスパゲティ(低たんぱくスパゲティ)	43	469	8.5	8.9	88.8	156	154	1.7
		水菜のサラダ	43	44	0.7	3.0	3.8	144	20	0.3
		フルーツ(オレンジ)	43	37	0.7	0.1	9.4	144	18	0
		合計		**550**	**9.9**	**12.0**	**102.0**	**444**	**192**	**2.0**
ケース⑥夕食	普通食	マーボーはるさめ	44	243	8.9	13.3	27.1	316	79	1.9
		中国風サラダ	44	110	4.7	6.3	8.6	288	68	0.8
		ごはん	44	269	4.0	0.5	59.4	46	54	0
		合計		**622**	**17.6**	**20.1**	**95.1**	**650**	**201**	**2.7**
	低たんぱく食	マーボーはるさめ	45	243	8.9	13.3	27.1	316	79	1.9
		中国風サラダ(半量、ツナ抜き)	45	29	0.6	2.0	4.3	121	18	0.3
		低たんぱくごはん1/25	45	292	0.2	0.4	70.4	0	23	0
		合計		**564**	**9.7**	**15.7**	**101.8**	**437**	**120**	**2.2**

	料理名	掲載ページ	エネルギー kcal	たんぱく質 g	脂質 g	炭水化物 g	カリウム mg	リン mg	食塩相当量（塩分）g

〔たんぱく質30gの一日献立〕

	料理名	掲載ページ	エネルギー kcal	たんぱく質 g	脂質 g	炭水化物 g	カリウム mg	リン mg	食塩相当量（塩分）g
朝食	卵入り野菜スープ	54	51	1.5	4.0	1.9	67	27	0.4
	トマトとレタスのサラダ	54	36	0.6	2.0	3.9	98	17	0.6
	トースト	54	350	0.4	10.4	64.1	20	24	0.6
	フルーツ（りんご）	54	57	0.1	0.2	15.5	120	12	0
	合計		**494**	**2.6**	**16.6**	**85.4**	**305**	**80**	**1.6**
昼食	サケのパン粉焼き	56	110	9.7	4.8	5.7	188	106	0.3
	ひじきのいり煮	56	66	1.9	4.8	4.3	204	35	0.6
	さつま芋サラダ	56	78	0.6	4.2	9.9	147	18	0.4
	低たんぱくごはん1/25	56	292	0.2	0.4	70.4	0	23	0
	合計		**546**	**12.3**	**14.2**	**90.3**	**539**	**182**	**1.3**
夕食	肉じゃが	58	190	10.2	9.1	16.0	464	138	1.3
	揚げなすのポン酢あえ	58	41	0.7	3.1	2.9	121	18	0.2
	キャベツのナムル	58	37	0.6	3.1	1.9	67	11	0.3
	低たんぱくごはん1/25	58	292	0.2	0.4	70.4	0	23	0
	合計		**560**	**11.7**	**15.7**	**91.2**	**652**	**190**	**1.8**
一日合計			**1600**	**26.6**	**46.4**	**266.9**	**1496**	**452**	**4.7**

〔たんぱく質40gの一日献立①〕

	料理名	掲載ページ	エネルギー kcal	たんぱく質 g	脂質 g	炭水化物 g	カリウム mg	リン mg	食塩相当量（塩分）g
朝食	サケの塩焼き	60	135	13.4	8.5	0.1	211	144	0.6
	キャベツとコーンのサラダ	60	42	0.8	3.0	2.6	85	15	0.3
	さつま芋のみそ汁	60	45	1.7	0.5	8.8	228	41	1.2
	低たんぱくごはん1/25	60	292	0.2	0.4	70.4	0	23	0
	合計		**514**	**16.1**	**12.4**	**81.9**	**524**	**223**	**2.1**
昼食	ジャージャーめん	62	483	9.3	16.1	76.4	267	114	1.3
	れんこんの揚げ焼き	62	91	0.9	5.1	10.6	187	34	0
	ほうれん草のナムル	62	39	1.0	3.2	1.8	325	22	0.2
	フルーツ（オレンジ）	62	39	1.0	0.1	9.8	140	24	0
	合計		**652**	**12.2**	**24.5**	**98.6**	**919**	**194**	**1.5**
夕食	車麩のチャンプルー	64	188	9.5	9.2	14.9	174	91	1.4
	かぼちゃの揚げ焼き煮	64	74	1.0	3.1	10.4	188	20	0.3
	大根サラダ	64	78	0.4	7.6	2.1	96	12	0.2
	低たんぱくごはん1/25	64	292	0.2	0.4	70.4	0	23	0
	合計		**632**	**11.1**	**20.3**	**97.8**	**458**	**146**	**1.9**
一日合計			**1798**	**39.4**	**57.1**	**278.3**	**1901**	**563**	**5.6**

料理名	掲載ページ	エネルギー kcal	たんぱく質 g	脂質 g	炭水化物 g	カリウム mg	リン mg	食塩相当量(塩分) g
〔たんぱく質40gの一日献立②〕								
朝食 スクランブルエッグ	66	233	9.9	19.6	3.1	197	170	1.1
トースト	66	181	0.2	7.3	28.9	7	12	0.4
フルーツ（キウイフルーツ）	66	53	1.0	0.1	13.5	290	33	0
コーヒー	66	28	0.2	0	6.8	78	8	0
合計		495	11.3	27.0	52.3	572	223	1.5
昼食 さっぱりそうめん	68	355	2.3	3.0	77.6	255	97	1.8
とうもろこしと枝豆のかき揚げ	68	179	4.1	8.2	22.5	185	92	0.2
キスの天ぷら	68	103	7.4	5.1	0.6	137	74	0.1
合計		637	13.9	16.3	100.7	577	263	2.2
夕食 和風ピーマンの肉詰め	70	232	9.5	13.0	18.5	458	94	0.8
糸こんにゃくとにんじんのきんぴら	70	61	0.9	4.0	5.2	71	27	0.6
わかめときゅうりの酢の物	70	29	0.3	0	7.0	22	9	0.4
低たんぱくごはん1/25	70	292	0.2	0.4	70.4	0	23	0
合計		614	10.9	17.4	101.1	551	153	1.8
一日合計		1746	36.0	60.7	254.1	1700	639	5.4
〔たんぱく質50gの一日献立〕								
朝食 ベーコンエッグ	72	157	8.8	13.0	0.3	107	136	0.6
花野菜サラダ	72	118	1.9	10.9	3.6	196	46	0.4
クリームチーズのイングリッシュマフィンサンド	72	228	5.7	8.4	33.2	66	66	0.7
紅茶	72	20	0.1	0	5.1	8	2	0
合計		523	16.5	32.3	42.2	377	250	1.7
昼食 スパゲティナポリタン	74	626	9.7	19.7	100.2	322	131	1.4
コールスローサラダ	74	132	1.0	12.5	4.2	142	23	0.3
コーヒー	74	23	0.2	0	5.7	65	7	0
合計		781	10.9	32.2	110.1	529	161	1.7
夕食 白身魚のレンジ蒸し	76	101	9.4	4.3	3.6	273	130	0.9
かぼちゃの中国風いため	76	106	2.3	3.3	17.3	406	48	0.6
はるさめスープ	76	71	0.9	3.0	10.7	127	25	0.5
ごはん	76	336	5.0	0.6	74.2	58	68	0
りんごヨーグルト	76	101	2.3	1.9	20.4	174	68	0.1
合計		715	19.9	13.1	126.2	1038	339	2.1
一日合計		2019	47.3	77.6	278.5	1944	750	5.5

料理名	掲載ページ	エネルギー kcal	たんぱく質 g	脂質 g	炭水化物 g	カリウム mg	リン mg	食塩相当量（塩分） g
〔低たんぱくごはんで一品料理〕								
サバのドライカレー	82	501	10.2	11.0	89.2	352	147	1.3
三色丼	83	494	9.7	11.0	86.8	184	130	1.7
中華丼	84	530	10.0	11.0	93.4	392	153	1.9
オムライス	85	565	9.7	17.4	91.9	352	191	1.7
〔でんぷん米で一品料理〕								
牛肉の炊きこみごはん	86	436	8.3	11.4	74.9	281	125	1.0
ドライカレー	87	582	8.0	22.5	86.0	331	96	1.7
鶏五目ずし	88	470	8.1	13.9	77.1	341	120	1.1
〔低たんぱくパンのアレンジレシピ〕								
ガーリックトースト（パン1個分）	90	186	0.3	7.8	29.2	11	13	0.5
ガーリックトースト（パン2個分）	90	372	0.5	15.5	58.3	21	25	0.9
セサミトースト（パン1枚分）	91	187	1.2	6.4	31.7	46	31	0.4
セサミトースト（パン2枚分）	91	373	2.4	12.7	63.3	91	62	0.7
パンプディング	92	264	5.0	7.5	44.5	115	95	0.6
〔手作り低たんぱくパン〕								
手作り低たんぱくパン	93	239	2.4	4.4	47.7	55	41	0.4
〔低たんぱくめんで一品料理〕								
サラダそば	96	424	6.1	10.6	75.6	324	113	1.6
タンタンつけめん	97	499	7.0	16.9	5.1	301	95	1.0
イカのカルボナーラ	98	414	7.7	25.3	37.2	98	148	0.4
ピリ辛うどん	99	552	7.2	20.9	85.2	498	151	1.3
〔でんぷん薄力粉の活用レシピ〕								
でんぷんお好み焼き	100	629	7.9	22.7	98.2	321	140	1.5
フィッシュボール	101	263	7.7	12.3	28.9	185	95	0.9
キムチ入りでんぷんチヂミ	102	280	5.4	14.9	30.5	224	84	0.9
でんぷんスコーン	103	142	0	6.0	21.9	3	8	0.1
でんぷん蒸しパン	104	129	0.8	3.2	24.4	43	37	0.3
でんぷんセサミクッキー	105	98	0.1	5.9	10.5	6	7	0
〔たんぱく質ほぼゼロのおやつ〕								
わらびもち風	106	114	0.2	0	28.6	58	7	0
アップルシナモンフライ	106	108	0.1	5.2	16.0	67	10	0

低たんぱく食品をおいしく食べるレシピ

おやつ

STAFF

料理作成●検見﨑聡美
カバー・表紙・大扉デザイン●鈴木住枝（Concent,Inc.）
本文デザイン●中村志保
DTP●滝田梓（will）、鶴田利香子
撮影●向村春樹（will）、中村淳（P.27）、堀口隆志（P.27）、
　　　松園多聞（P.27）
スタイリング●ダンノマリコ
撮影協力●UTUWA（tel.03-6447-0070）
イラスト●おぐらなおみ
編集●清水理絵（will）
校正●㈱文字工房燦光
調理アシスタント●大木詩子

食事療法はじめの一歩シリーズ
糖尿病食との違いがよくわかる！

糖尿病腎症の
毎日ごはん

2019年11月25日　初版第1刷発行

著者■長坂昌一郎、菅野丈夫
発行者■香川明夫
発行所■女子栄養大学出版部

〒170-8481　東京都豊島区駒込3-24-3
電話■03-3918-5411（営業）
　　　03-3918-5301（編集）
ホームページ■http://www.eiyo21.com
振替■00160-3-84647
印刷所■凸版印刷株式会社

＊乱丁本・落丁本はお取り替えいたします
＊本書の内容の無断転載・複写を禁じます。
　また本書を代行業者等の第三者に依頼して
　電子複製を行うことは一切認められておりません。

ISBN978-4-7895-1888-8
©Shoichiro Nagasaka, Takeo Kanno 2019
Printed in Japan

著者プロフィール

■ 医療監修

長坂昌一郎（ながさか・しょういちろう）

医学博士。昭和大学藤が丘病院 糖尿病・代謝・内分泌内科 教授。自治医科大学医学部卒業、同大学大学院医学研究科博士課程修了。自治医科大学内科学講座内分泌代謝学部門准教授を経て2015年より現職。日本糖尿病学会学術評議員、日本糖尿病学会研修指導医などを務める。共著に『糖尿病の人の食事』『糖尿病性腎症の人の食事』（ともに女子栄養大学出版部）などがある。

■ 医療解説

昭和大学藤が丘病院糖尿病・代謝・内分泌内科
　大塚史子／飯坂徹／遠藤慶／杉澤千穂／
　田所梨枝／黄川恵慈／橋詰真衣／今井秀之／
　飯田達也／三倉健太朗／加地真理子／児玉恵理子

■ 栄養指導

菅野丈夫（かんの・たけお）

管理栄養士。腎臓病病態栄養専門管理栄養士。昭和大学病院栄養科 科長補佐。東京栄養専門学校卒業後、帝京大学病院、帝京大学市原病院、昭和大学藤が丘病院を経て2012年より現職。日本病態栄養学会理事、日本糖尿病療養指導士認定機構カリキュラム委員などを務める。

■ 献立

星川麻美（昭和大学横浜市北部病院 栄養科 管理栄養士）
宮永直樹（昭和大学藤が丘病院 栄養科 管理栄養士）
日高由季菜（昭和大学病院 栄養科 管理栄養士）
吉澤莉緒（昭和大学横浜市北部病院 栄養科 管理栄養士）
小澤牧子（織本病院 栄養科 管理栄養士）